# 救命的身体信号

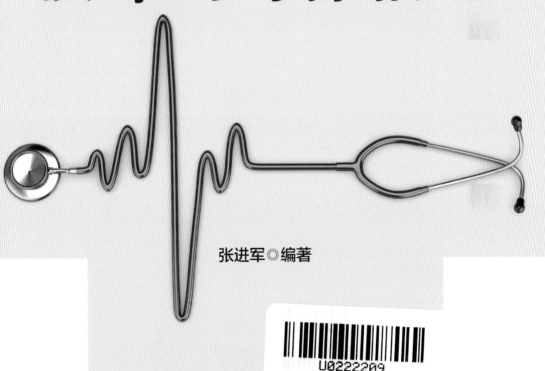

张进军◎编著

吉林科学技术出版社

**图书在版编目（CIP）数据**

救命的身体信号 / 张进军编著 . -- 长春 : 吉林科
学技术出版社 , 2021.9
ISBN 978-7-5578-8282-2

Ⅰ . ①救… Ⅱ . ①张… Ⅲ . ①疾病 – 诊疗 – 手册
Ⅳ . ① R4-62

中国版本图书馆 CIP 数据核字 (2021) 第 110574 号

# 救命的身体信号

JIUMING DE SHENTI XINHAO

| | |
|---|---|
| 编　　著 | 张进军 |
| 策 划 人 | 张晶昱 |
| 出 版 人 | 宛　霞 |
| 责任编辑 | 刘格格　吕东伦　周　禹 |
| 封面设计 | 长春美印图文设计有限公司 |
| 美术编辑 | 百事通 |
| 制　　版 | 上品励合 ( 北京 ) 文化传播有限公司 |
| 幅面尺寸 | 170 mm × 240 mm |
| 开　　本 | 16 |
| 字　　数 | 220 千字 |
| 印　　张 | 15 |
| 页　　数 | 240 |
| 印　　数 | 9 501–14 500 册 |
| 版　　次 | 2021 年 9 月第 1 版 |
| 印　　次 | 2023 年 10 月第 2 次印刷 |

| | |
|---|---|
| 出　　版 | 吉林科学技术出版社 |
| 发　　行 | 吉林科学技术出版社 |
| 社　　址 | 长春市福祉大路 5788 号出版大厦 A 座 |
| 邮　　编 | 130118 |

发行部电话 / 传真　0431-81629529　81629530　81629531
　　　　　　　　　　　81629532　81629533　81629534
储运部电话　0431-86059116
编辑部电话　0431-81629518
印　　刷　长春新华印刷集团有限公司

| | |
|---|---|
| 书　　号 | ISBN 978-7-5578-8282-2 |
| 定　　价 | 49.80 元 |

# 前言／Preface >>>>>>>

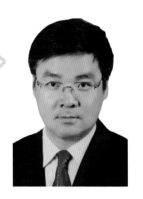

## 致读者

习近平总书记对新时代中国科普工作提出了"科技创新、科学普及是实现创新发展的两翼，要把科学普及放在与科技创新同等重要的位置"的要求。在喜迎建党百年之际，为进一步推进健康中国——健康知识普及行动，普及急救知识，推广急救技能，提高公众自救互救能力，我撰写了《救命的身体信号》这部科普作品，深入浅出地分享急救经验，剖析身体发出的隐性信号，科普急救知识，希望能在最关键的时候，给广大读者带来健康或者说是生的希望。

人体堪比一部结构精密的仪器，当某个部位发生问题时，身体就会用其特有的语言，提前发出一些特殊的"救命信号"，特别是上了年纪的人，比如出现头晕、头痛、胸痛、胸闷等一些不舒服的症状，这是提醒您可能是心脑出了问题，需要提高警惕并及时就医。而现实情况是，很多人由于认识不足，往往对这些"救命信号"视而不见或毫不在意，以致当大病突然来临时，六神无主，不知所措，甚至采取了一些错误的急救措施，反而使病情雪上加霜。

鉴于此，我才萌生了编写此书的想法。本书从临床上最常见的一些救命信号入手，比如呼吸困难、眩晕、晕厥、出血、头痛、胸痛、腹痛、发热、咳嗽、肿块、分泌物及排泄物异常、皮肤异常等，详尽地分析它们可能是由哪些疾病导致的，并分别对几种常见的危急重症进行详细介绍，告诉读者当疾病发作时该如何实施正确急救、如何进行科学合理的日常照护，又如何通过运动、饮食等调理方式辅助医疗，促进康复。生命只有一次，身体上一些不适症状可能是不起眼的小病，但也可能是大病来临的先兆。因此，切莫讳疾忌医，多学习掌握一些急救的知识和方法，就能减少一场大病或死亡的风险，也能少些世间的悲欢离合。

——北京急救中心党委副书记　主任

# 目录／Contents >>>>>>>

## 🔴第🔴一🔴章

### 呼吸困难，背后的疾病要查清

## 🔴第🔴二🔴章

### 头晕不是小事儿，找出原因很重要

# 第三章

## 身体不明原因出血要小心了，可能是大病发出的信号

# 第四章

## 必须重视的疼痛，这是身体在"报警"

## 第五章

# 导致发热的原因很多，这些疾病不要被忽视

## 第六章

# 咳个不停，可能是这些疾病在作怪

# 第❼章

## 这些部位长肿块，要赶紧就医了

# 第❽章

## 观察分泌物、排泄物，根据异常症状辨疾病

# 第九章

## 皮肤出现异常，可能不止皮肤病这么简单

注释：1毫米汞柱=0.13千帕

# 呼吸困难，背后的疾病要查清

呼吸是人体最主要的一种生命体征，很多疾病都会导致呼吸出现异常，因此也使得呼吸困难成为临床上非常常见的一种症状，可涉及各科。呼吸困难在早期常常被忽视，以致病情延误，小病拖成了大病。因此，建议大家，感觉呼吸出现异常时，一定要重视起来，把症状背后隐藏的疾病查清楚，尽早治疗。

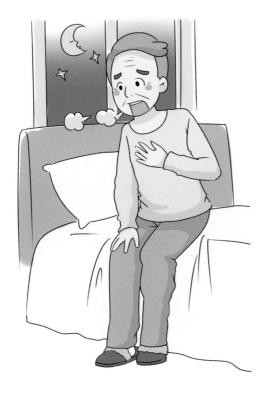

## >>> 呼吸困难的病因
## 及诊断流程

　　呼吸困难，通俗来讲就是自我感觉吸气不足、呼吸费力。门诊时，患者自述的时候通常会说：气不够用、憋气、胸闷、胸口像压了东西、喘不上气、出不来气、上气不接下气等等。这些是患者主观的感受，是其他人都没有办法感觉到的。而作为医生，或者其他人要判断一个人是否有呼吸问题，主要是从客观表现来看呼吸频率、呼吸节律、呼吸深度等是否有改变，比如气喘、喘息、气促、张口呼吸、鼻翼扇动、端坐呼吸等。

　　导致呼吸困难的原因很多，大家可以通过下面的表格来了解一下。

| 呼吸困难的原因 | 常见疾病 |
| --- | --- |
| 肺部疾病 | 上呼吸道梗阻、支气管哮喘、自发性气胸、胸腔积液、非心源性肺水肿、肺栓塞、慢性阻塞性肺疾病、吸入性肺炎、变态反应、肺源性心脏病、肺癌等 |
| 心脏疾病 | 心肌炎、心包炎、心肌梗死、先天性心脏病、心脏瓣膜病、心脏压塞、心肌病等 |
| 腹部疾病 | 脓毒血症、腹水、肥胖等 |
| 代谢内分泌疾病 | 酒精、安眠药中毒，糖尿病酮症酸中毒，代谢性酸中毒，肾衰竭，发热，电解质紊乱，甲状腺疾病等 |
| 创伤 | 急性肺挫伤、单纯性气胸、张力性气胸、血胸、肋骨骨折、横膈膜破裂等 |
| 感染性疾病 | 喉炎、会厌炎、肺炎、急性喘息性支气管炎等 |
| 血液疾病 | 一氧化碳中毒、重症贫血等 |
| 神经肌肉疾病 | 颅内疾病、多发性肌炎、多发性硬化症、呼吸肌麻痹、有机磷中毒、卟啉病等 |

　　从上面的表格中，大家应该能看到，导致呼吸困难的疾病中有很多危急重症，病情进展迅速，死亡率高。所以，当大家感觉呼吸困难时，一定要及时就医检查，

不要耽误。医院临床对呼吸困难都有一套严格的诊断流程，为了能让读者一目了然，在这里采用比较便捷的流程图形式展示。

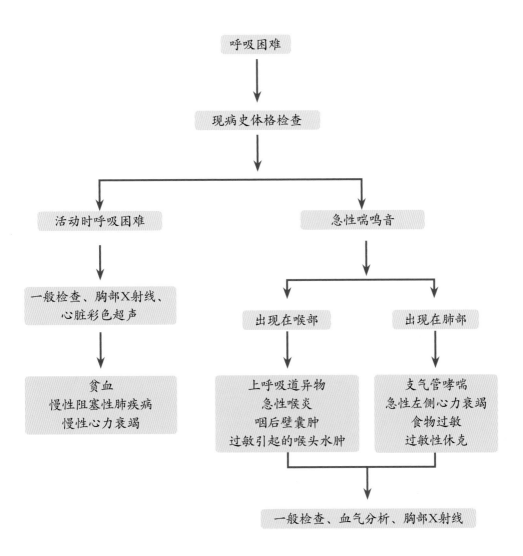

有了这个严格的诊断流程，我们就能快速、准确地判断出导致呼吸困难的原因，然后对症救治。在本章中，我特意挑选了几种临床上常见的导致呼吸困难的疾病，大家可详细了解一下发病时的典型症状，以便及时抓住"报警信号"，迅速正确处理。

## >>> 反复发作的喘息、气促、胸闷或咳嗽，多是支气管哮喘

　　支气管哮喘，简称哮喘，是一种气管的慢性炎症，发病诱因比较多，如遗传、反复上呼吸道感染或肺部感染、接触过敏原、季节变换、劳累、情绪波动、肥胖、吸烟等，都可能引起哮喘发作。哮喘非常顽固，极难治愈，而且容易反复发作，如果不能有效治疗，气管就会变得越来越窄，而且这种变化是不可逆的，随着病情的加重，还可并发肺气肿、肺心病，甚至发生呼吸衰竭、猝死。所以，当发现疑似哮喘的发病信号时，一定要及时就医治疗。

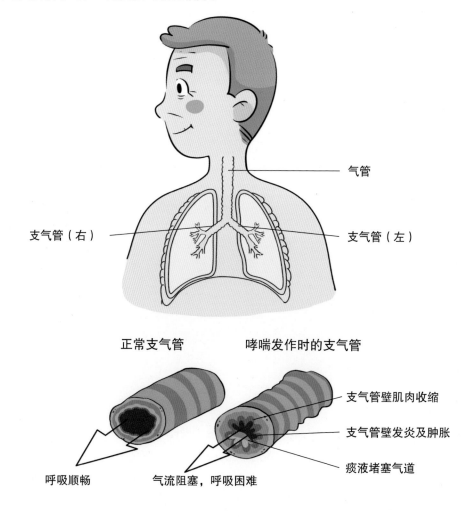

气管

支气管（右）

支气管（左）

正常支气管　　　　哮喘发作时的支气管

支气管壁肌肉收缩

支气管壁发炎及肿胀

痰液堵塞气道

呼吸顺畅　　　气流阻塞，呼吸困难

## 🔲 病症解析

### ◆ 先兆症状

1.鼻子痒、打喷嚏、流鼻涕、眼痒、喉咙痒等过敏性鼻炎症状。

2.连续多天感觉胸闷、干咳，然后痰渐渐增多，且不易咳出。

3.出现发热、鼻塞、咽喉痛、咳嗽等呼吸道感染的现象。

### ◆ 典型症状

1.**气促**：经常感觉气不够用，呼吸频率增快，活动时会更明显，说话都断断续续的；严重者会感到呼吸困难，上不来气儿，只能坐着，并出现"三凹征"，即吸气时锁骨上窝、胸骨上窝、肋间隙明显凹陷，更严重的甚至出现发绀。

2.**喘息**：呼吸粗重、声音响亮，呼气时更明显且时间长；心率增快，多在夜晚或凌晨发作，喘息严重者无法躺着睡觉。

3.**胸闷**：常与喘息一同出现，感觉胸部憋得慌，呼吸起来很费劲，严重者会有窒息感。

4.**咳嗽**：干咳或咳吐大量白色泡沫痰，夜间、运动后加剧，有时咳嗽

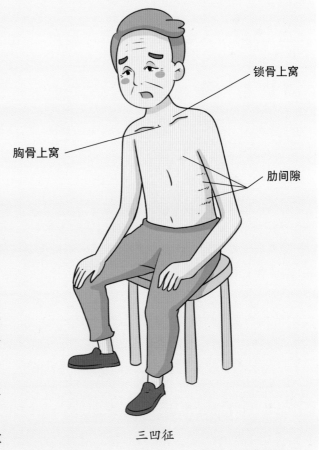

锁骨上窝

胸骨上窝

肋间隙

三凹征

是唯一的症状，这是一种特殊类型的哮喘，临床上称之为咳嗽变异性哮喘。

## 📷 急救处理方案

　　1.及时正确地雾化吸入支气管扩张药物，可以在数分钟内起作用，控制哮喘发作。

### 正确使用气雾剂的方法

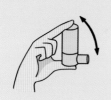

①打开瓶盖，用力摇匀。

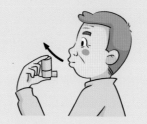

②尽量彻底地呼气。

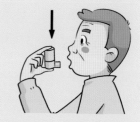

③将喷嘴放入口中，含住。

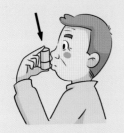

④用力按下药罐并深吸气。

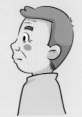

⑤拿出喷嘴，屏息10秒或更久。

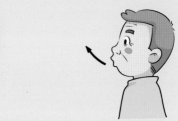

⑥最后慢慢呼气。

　　**急救医生提醒你：**如果需要多吸1剂，则至少要间隔1分钟再喷药，喷完之后将盖子套回喷嘴上。

　　2.保持患者周围空气新鲜，如果在室内，要开窗通风，但注意避免过堂风；避免室内有烟雾等刺激性气体。

　　3.协助患者取坐位或半卧位休息，解开衣领口、腰带，避免胸腹受压和不必要的搬动。

　　4.清除口鼻内的分泌物，保持呼吸通畅。

　　5.让患者少说话、少活动，保持镇静，避免精神紧张，减轻呼吸系统的负担。

　　6.如果患者呼吸很困难，有条件的可以大流量吸氧；如果没有供氧设备的话，家属可一边安慰患者，一边帮助其按摩肋间肌，推擦胸部，并指导或带着患者用鼻吸气，用嘴呼气，进行深而慢的腹式呼吸，帮助其把呼吸稳定下来。

7.痰液多时要协助患者及时排痰。

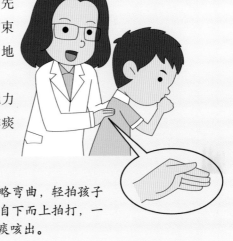

●可通过有效咳嗽进行排痰，即先进行5~6次的深呼吸，在深吸气快结束时张口咳嗽，连续数次，再迅速用力地将痰咳出。

●年龄较小的婴幼儿患者咳痰无力时，家长可在医生指导下，用叩背排痰法帮助其及时、有效地排痰。

叩背排痰法：四指并拢，略弯曲，轻拍孩子背部，自边缘向中心，再自下而上拍打，一边拍打，一边鼓励孩子将痰咳出。

## 日常照护

1.保持家居环境的清洁卫生，避免过多接触室内可疑过敏原，如羽绒被、毛毯、皮毛衣服、鲜花、宠物等。

2.室内保持适宜的温湿度，并经常开窗换气，保持室内空气新鲜，避免刺激性气味。

3.养成有规律的生活习惯，注意劳逸结合，保证充足的睡眠，对哮喘病情的调养和控制非常重要。

4.注意随季节变化增减衣物，避免受寒，预防上呼吸道感染。

5.出门戴口罩，并随身携带一个气雾剂，以便应急使用。

6.患者和家人都应戒烟，肥胖患者应积极减重。

7.定期复查，通常哮喘开始治疗后每2~4周需复诊，以后每1~3个月随访1次，如出现急性发作则需1周内复诊。

8.记好哮喘日记，能在很大程度上预防急性哮喘的发作。记录的内容要尽可能详细，包括每次哮喘发作的时间、地点、轻重程度、症状，当天的饮食、运动、天气、环境、接触物等情况，以及患者当时的情绪或其他特殊事件，治疗哮喘所用药物名称、剂量及使用频次，每天的最大呼气流量（PEF）值。

**急救医生告诉你:** 如何测量呼气流量峰值

1.测量工具:峰流速仪。

2.测量时间:每天在固定的时间内测量,晨起后、晚上临睡前各测1次。

3.测量方法:

**Step 1归零:** 将峰流速仪的指针归"0"。

**Step 2吸气:** 患者起立,深呼吸,尽量吸足气。

**Step 3呼气:** 保持峰流速仪呈水平状,用嘴唇包住峰流速仪的咬嘴,然后在最短的时间内以最快的速度用力将气一下子呼尽,就像吹生日蜡烛那样。

**Step 4记录:** 记下此时指针所指的数值,即最大呼气流量值,再反复测量2次,取3次测量中的最佳值记录下来。将指针归"0"。

4.测量之后:和医生一起给流量峰值分区,以此来判断病情。

### 流量峰值的评价分区

| | |
|---|---|
| 绿区(安全) | PEF为个人最佳值的80%~100%,日变异率<20%,说明病情控制良好,为安全区 |
| 黄区(警告) | PEF为个人最佳值的60%~80%,日变异率为20%~30%,说明患者可能有哮喘症状发作,需特别注意,如果还有其他症状,就要及时服用药物,必要时需要调整治疗方案 |
| 红区(危险) | PEF为个人最佳值的60%以下,日变异率>30%,说明患者比较危险,哮喘马上要发作了,需要立即用药,并送医就诊 |

● **个人最佳值:** 是指哮喘得到控制2周以上,没有任何哮喘症状,患者自己感觉也非常好的情况下,每天测2次,连续2周所测得的最高值,即为个人最佳值。比如一个哮喘患者的个人最佳值为400,如果测得的流量峰值低于400×80%=320时,就提示有哮喘发作的可能。

● **日变异率:** 是指流量峰值在一天之内的波动比率。计算公式如下:

$$PEF日变异率 = \frac{PEF日间最高值 - PEF日间最低值}{1/2(PEF日间最高值 + PEF日间最低值)} \times 100\%$$

## ⚙ 饮食调养

1.饮食宜清淡、温热、松软、易消化，注意营养搭配及食物的多样化，可少食多餐。

2.多饮水，可帮助稀释痰液。

3.忌吃辛辣食物，有添加剂、防腐剂、色素的食物也要少吃或不吃。

4.明确过敏原，避免进食导致过敏的食物，比如芝麻、贝壳类、坚果类，甚至小麦制品等都可能作为过敏原引起哮喘发作。如果患者是异种蛋白过敏，则不宜吃蛋白、水产品、牛奶等。

5.多吃新鲜蔬果，以补充维生素和矿物质，尤其是钙、镁等，具有解痉、抗过敏的功效。

6.哮喘发作时，应少吃易导致胀气及难消化的食物，如豆类、马铃薯、红薯等，避免腹胀压迫胸腔，加重呼吸困难。

## ⚙ 运动指导

1.急性发作期应多休息，少活动。

2.多做呼吸训练，如腹式呼吸、吹哨子、吹气球、大声唱歌等，可以改善肺部的换气功能与血液循环，当哮喘急性发作时，有助于减轻支气管痉挛，缓解喘息症状。

3.缓解期可以适当参加一些适度的运动，循序渐进，长期坚持，以锻炼心肺功能，改善呼吸状况。

●**体质虚弱者：**可选择散步、体操、太极拳等比较缓和的运动方式。

●**体力较好者：**可选择游泳、慢跑、快走、骑自行车等锻炼方式。

●**运动性哮喘患者：**可进行间歇性的运动，比如快走60秒，慢走2分钟，或者慢跑10秒，休息60秒等，并且在运动前适量用药，吸入5～10分钟色甘酸钠或舒喘灵（沙丁胺醇），再进行活动。

**急救医生提醒你：**哮喘患者最好选择在温暖湿润的环境中运动，且运动前应先进行10～15分钟的热身运动，让身体逐渐适应运动的状态，以免运动过急引发哮喘。

## >>> 劳力性呼吸困难，心前区痛，伴乏力、头晕等，**多是心肌病**

心肌病是指以心肌病变为主要表现的疾病。心肌就是心脏的肌肉，心脏的泵血功能主要是靠它来实现的：心肌收缩，把心脏里的血液输出；心肌舒张，接收静脉血液。如果由于一些原因引起心脏活动异常，使心肌出现肥厚或扩张，这就是我们说的心肌病。心肌病大多起病隐匿、缓慢，早期可无明显症状，但当出现症状时，心肌多已发生病变，不及时治疗的话，往往会导致心律失常、心力衰竭等严重的并发症，危及生命。所以，大家需要对这个病多一些了解，在生活中能及时抓住心脏的"报警信号"，尽早发现，尽早治疗。

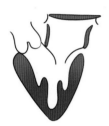 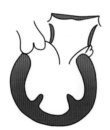 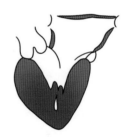 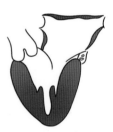

　正常心脏　　　　　扩张型心肌病　　　　　肥厚型心肌病　　　　　限制型心肌病

### 😊 病症解析

1.劳力性呼吸困难：是指患者在劳动的时候呼吸困难明显，在静息或休息的时候呼吸困难不明显，主要反映的是患者心肺功能的下降，不能耐受一定强度的劳动。轻症患者仅剧烈活动或体力劳动后出现气短或呼吸急促，如进行爬楼梯、爬山、上坡或快步走等活动时出现气急。随着病情的进展，可逐渐发展到更轻的活动或体力劳动后，甚至休息时也会发生呼吸困难。

2.心前区疼痛或心绞痛：多在劳累后出现心前区闷痛（即心脏处疼痛且伴有郁闷不舒的感觉）或压榨样痛（即胸口处好像有沉重的东西压着、发闷的一种疼痛），类似于心绞痛，服用硝酸甘油后可缓解。

3.乏力、头晕：多在活动时发生，患者会感觉四肢无力、疲劳、头晕，休息一会儿后就可以缓解。

4.晕厥：病情严重者，常会出现心悸、黑蒙（即眼前发黑，不能看清或看到物体）、心力衰竭等并发症，甚至猝死。

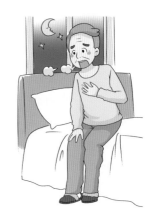

**医学术语解读：端坐呼吸**

端坐呼吸是一种强迫体位，又叫强迫坐位，指患者为了减轻呼吸困难被迫采取端坐位或半卧位的状态，这样可减轻心脏负担，减轻肺淤血，增加肺活量。患者一旦出现端坐呼吸，则说明心衰严重，已有明显肺淤血了。

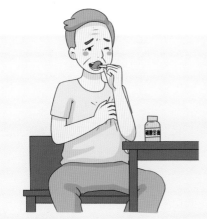

切记硝酸甘油一定要放在舌下含服！

### 急救处理方案

一旦出现心力衰竭的症状，如呼吸困难、乏力等，应及时就医。同时，患者应这样做：

1.立刻休息，采取半坐位或端坐位，双腿下垂。

2.保持镇静，深呼吸。

3.舌下含服硝酸甘油。

### 日常照护

1.注意卧床休息，间断吸氧，保证充足睡眠，避免劳累，即使在呼吸困难完全消失，皮下水肿完全消退后，仍然需要每天卧床休息2~3次，每次1~2小时，并每天或隔天测量体重。

2.记录患者每天的液体出入量，即患者的小便量以及喝进去的水、食物中的水，以保持负平衡（即尿液等液体出量明显大于输液和饮食等的入量）为佳。

3.心功能未恢复及恢复后的几个月内，不宜进行性生活。

4.注意保暖，预防呼吸道感染。

5.洗漱宜用温水，尤其在冬季，以防冷水刺激使血管收缩而发病。

6.出门携带必备急救药物。

## 🔆 饮食调养

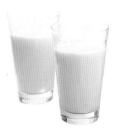

1.进食易消化、营养丰富的食物，特别是心肌病急性发作期过后，每次进食量要严格限制。最好选半流质或流质饮食，如牛奶、藕粉、米糊、稀粥等；可适当加些鲜榨蔬果汁，如橙汁、葡萄汁、番茄汁等；稀粥里可加些瘦肉、鱼肉或碎菜。

2.饮食要清淡，忌油腻、过咸及刺激性食物，减少食盐的摄入量，每天控制在5克以下，以免影响心功能，加重心力衰竭。

3.饮食要有节制，每餐进食量应为未发病时的1／3以下，即使口干，每次饮水量也要严格控制，以减轻心脏负荷。

4.戒烟酒、咖啡、茶等，以减轻酒精、咖啡因等物质对心肌细胞的损害。

## 🔆 运动指导

1.住院期间以轻松的活动为主，如床上坐位、伸展四肢，下床后可在病房内或走廊步行，以及限制性地爬楼梯等。

2.出院后2～12周：根据恢复情况，可在密切监护下逐渐增加活动的级别，如散步、柔软体操等，活动期间保持正常呼吸，强度以有牵拉感但不觉疼痛为宜，运动时间10分钟左右，每周3～5次。

3.出院后6～12周：根据身体情况选择适宜的有氧运动，如爬楼梯、慢跑、骑自行车、游泳等，每次运动时间20～40分钟，每周3～5次，注意避免剧烈运动。

4.病情严重者：少活动、多休息，不能带病坚持工作，更不能进行运动锻炼。

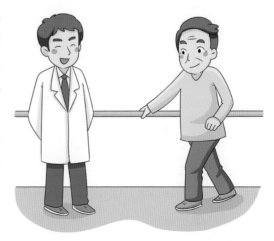

## ››› 突发呼吸困难、剧烈胸痛、咯血、咳嗽、晕厥等，应考虑急性肺栓塞

　　肺栓塞（PE）就是肺动脉或动脉分支被体内脱落的栓子堵住了，从而引起的一系列病症。在心血管疾病中，肺栓塞的发病率仅次于冠心病和高血压，在临床上很常见。堵塞肺动脉的栓子最常见的是血栓，另外，脂肪、空气、羊水等也可能会引起肺栓塞。血栓是从哪儿来的呢？它们大多来源于下肢和骨盆的深静脉或右心。所以，也可以说，肺栓塞其实是深静脉血栓的并发症。

　　肺动脉被堵住以后，会引起肺循环障碍，不及时疏通的话，很快就会引起急性肺心病及肺梗死，后果更为严重。因此，留意到肺栓塞的信号后，应该第一时间采取治疗措施，以便最大限度地挽救生命。

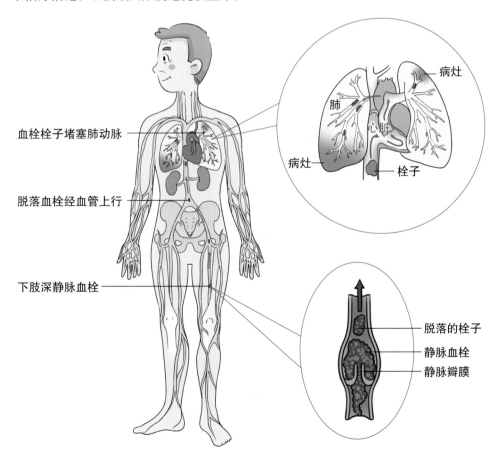

血栓栓子堵塞肺动脉

脱落血栓经血管上行

下肢深静脉血栓

肺

心脏

病灶

病灶

栓子

脱落的栓子

静脉血栓

静脉瓣膜

## 📷 病症解析

呼吸困难、胸痛、咯血，这是典型的肺栓塞三联征，只要是这三者同时出现，就极有可能是肺栓塞。

1. **呼吸困难**：轻症患者有阵发性的呼吸过深、过快（即过度换气），活动时气短；严重者呼吸困难，有窒息感、恐惧感、濒死感，呼吸频率增快，活动后更明显，伴发绀。

2. **胸痛**：突然发生剧烈胸痛，多为钝痛，就是痛感不尖锐，但是面积比较大，位置不太容易确定，而且痛感随着呼吸、咳嗽而加重，难以忍受，有时可放射至肩、颈部。

3. **咯血**：均为少量咯血，是由于肺动脉高压撑破毛细血管所致。

4. **咳嗽**：多为干咳，无痰或有少量白痰，有时伴喘息。

5. **头晕或晕厥**：脑供血不足会使大脑出现缺氧反应，头晕或眩晕，重则出现晕厥，这时往往提示有大面积的肺栓塞存在。有时候，晕厥可能是典型的表现。

6. **伴随症状**：低热、皮肤湿冷、大汗淋漓、心跳加快或不规律、腿部疼痛或肿胀等。

## 📷 急救处理方案

一旦出现肺栓塞三联征，必须立即送医或拨打120急救电话。在等待就医时，患者需注意：

1. 立即半坐卧位，不要活动，尤其下肢不要用力，以防栓子再次脱落。

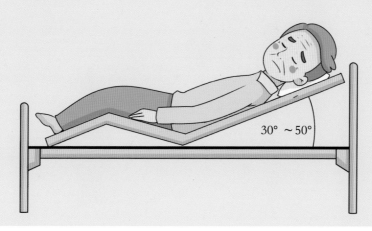

30°～50°

2.尽量避免剧烈咳嗽等增加腹压的动作。

3.注意保持气道通畅，有条件的可吸氧。

4.咯血时，应将痰血轻轻咳出，切勿咽下，且禁止叩背排痰。

5.家属应密切观察并记录患者咯血的时间、性质、量。

## 日常照护

1.绝对卧床休息2～3周，取半坐卧位或高枕卧位，适当抬高患肢，可穿弹力袜来改善患肢疼痛和肿胀。

2.疼痛较轻时，患者可通过听音乐、聊天等方法分散注意力，若疼痛剧烈不能忍受，可遵医嘱服用适当的镇静止痛药物。

3.保持口腔清洁，咯血、咳痰后要及时漱口。

4.避免一切会增加腹压的动作，如咳嗽、用力排便等；如果患者咳嗽剧烈，可遵医嘱服用镇咳药物；如便秘，必要时可使用缓泻剂。

5.密切关注者有无出血征象，如皮肤瘀斑、皮下出血点、牙龈出血等，如有出血征象，则应及时与医生沟通。

## 饮食调养

1.饮食宜清淡，多吃新鲜蔬果，多饮水，选择易消化、低脂高蛋白食物。

2.戒烟酒，忌食肥甘厚腻、高盐、生冷、辛辣刺激性食物。

3.少食维生素K含量高的食物，如菠菜、芥菜、白萝卜、莴笋、胡萝卜、猪肝等，以免影响抗凝药物的药效。

4.少食易胀气食物，如红薯、豆类等，以免引起腹胀。

## 运动指导

1.急性期卧床休息，协助患者勤翻身，动作要轻柔、缓慢，尤其下肢不要用力。

2.禁止按摩、热敷或冷敷患肢，不要过度屈曲患肢，以防再栓塞。

3.呼吸平稳后，宜进行深呼吸运动，促使肺功能恢复。

4.病情允许后应尽快下床活动，以促进下肢静脉血回流。

## >>> 睡眠时鼾声响亮，反复因呼吸暂停而憋醒，警惕睡眠呼吸暂停综合征

睡眠呼吸暂停，顾名思义，就是指睡眠期间呼吸暂时停止了。以阻塞型睡眠呼吸暂停综合征最常见，简单说就是患者在睡眠时，喉咙附近的软组织松弛，把气道堵住了，气流无法进入肺部而导致呼吸暂停。严重的话可造成大脑、血液严重缺氧而发生危险。所以，凡是睡眠时打鼾、有呼吸暂停现象的患者，一定要重视起来，尽早治疗。

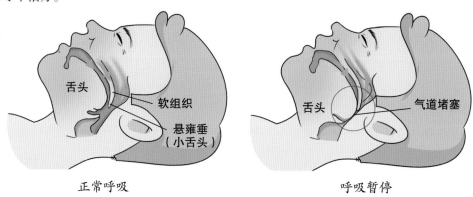

正常呼吸　　　　　　　　　　　呼吸暂停

### 🖥 病症解析

**1.打鼾：** 患者在睡眠中会打鼾，且鼾声响亮，嘴巴大张，偶尔呼吸和鼾声都会停止，过几秒甚至几十秒后，才随着一声很大的呼噜声又打起鼾来，过一会儿又发生刚才的憋气现象。

**2.睡眠浅：** 患者睡眠中常辗转反侧、踢腿，但自己不知情；经常因呼吸暂停被憋醒，大口喘息，憋醒的时候往往会有胸口被石头压着或者是被卡住喉咙的感觉。

**3.白天疲劳、嗜睡：** 即使夜间睡眠充足，睡醒后仍不解乏，感觉疲劳、困倦、没精神，总想睡觉，进而导致白天注意力不集中，记忆力减退，反应迟钝，学习和工作效率下降。

**4.伴随症状：** 夜尿增多，晨起后头痛、口干、咽痛，情绪易怒、焦虑或抑郁等，还可能合并有高血压、糖尿病、冠心病、脑卒中等。

## 🔘 急救处理方案

1.对睡眠呼吸暂停的患者，可让其翻翻身，侧睡，不要长时间仰卧，可暂时缓解呼吸暂停症状。

2.尽快到医院做一次睡眠监测，评估病情严重程度，再决定治疗方案。

| 病情分级 | 每小时睡眠呼吸暂停次数／次 | 最低血氧饱和度／% |
|---|---|---|
| 轻度 | 5～15 | 85～90 |
| 中度 | 15～30 | 80～85 |
| 重度 | ≥30 | ≤80 |

3.治疗方法有调整行为方式、减重、手术、使用呼吸机与口腔矫治器等，医生会根据患者的病情进行针对性治疗。

## 🔘 日常照护

1.睡眠时可采用侧卧位，枕头软硬要适中，可减少气道阻塞。

2.睡前禁服镇静催眠药物。

3.肥胖者宜通过调整饮食、运动等方法减轻体重。

4.有上呼吸道炎症的患者应积极治疗，控制病情。

5.避免从事危险行业，如高空作业、地下采煤业等，以免因白天嗜睡发生危险。

## 🔘 饮食调养

1.日常饮食以清淡食物为主，多吃高蛋白、富含维生素、易消化的食物。

2.忌食高盐、高糖、油腻、煎炸、腌熏及辛辣刺激性食物。

3.肥胖患者，应严格控制能量的摄入，多吃富含膳食纤维、低脂的食物。

4.多吃些能帮助改善睡眠质量的食物，如牛奶、小米、大枣等。

## 🔘 运动指导

1.患者应加强日常锻炼，根据自己的身体情况选择适宜的运动，比如快步走、慢跑、体操、羽毛球等，并长期坚持，以增强体质，控制体重，可以有效减轻症状。

2.患者可经常锻炼口腔里的肌肉，比如做卷舌、吞咽的动作，或睡前练习普通话的字母发音等。

## >>> 吸气性呼吸困难，剧烈咽痛、吞咽困难，伴有发热、寒战等，是急性会厌炎的表现

　　急性会厌炎是喉科的急重症，指的是会厌及其周围组织的急性炎症，又称声门上喉炎。会厌位于舌根的后部，位置非常重要，正处于气管和食管的岔路口，呼吸时，会厌向上张开，空气可以自由出入气道；吞咽时，会厌就会向下盖住气管，防止食物进入气管内。

　　由于一些原因，如细菌或病毒感染、过敏、创伤等，引起会厌黏膜发炎，就会使会厌高度水肿，阻塞气道，如不及时救治，会很快窒息，甚至出现生命危险。所以，大家应充分了解其症状表现，以便及时做出判断。

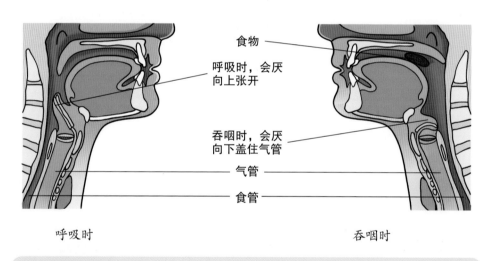

食物

呼吸时，会厌
向上张开

吞咽时，会厌
向下盖住气管

气管

食管

呼吸时　　　　　　　　　　　　　　　　　　　吞咽时

### 📷 病症解析

　　**1.咽喉剧痛**：多数患者会感觉咽喉疼痛剧烈，而且会持续加重；吞咽时疼痛，甚至连口水都很难咽下；咽喉有阻塞感，说话含糊不清。

　　**2.呼吸困难**：多在发病24小时内出现，表现为身体前倾，头部及鼻伸向前上方；吸气费力，且一吸气喉咙会发出喉鸣音；呼吸节律变浅变快，可出现"三凹征"，严重者数小时内可以引起窒息。

　　**3.发热**：患者会出现不同程度的发热，重症者多高热，同时伴有烦躁不安、寒战等症状。

**4.晕厥、休克：**患者短时间内即可出现晕厥和休克，表现为精神萎靡、面色苍白、四肢发冷、体力衰弱、脉快而细、血压下降等。

### 急救处理方案

一旦出现疑似急性会厌炎的症状，都应立即就诊或拨打120急救电话，同时密切关注患者的生命体征情况。

1.解开患者的领口、腰带，保持半坐体位，尽可能地保持呼吸顺畅。

2.安慰患者，消除恐惧心理，保持情绪稳定，这样可以缓解呼吸困难。

3.如家里有阿莫西林、头孢等口服抗生素，可按剂量服用，缓解炎症。

4.如发生晕厥、休克，应让患者取卧位，并注意保暖。

### 日常照护

1.会厌炎常由流感嗜血杆菌引起，接种疫苗可起到预防作用。

2.避免饮食过烫、异物划伤等导致会厌损伤，减少感染机会。

3.饭前、便后要洗手，早晚刷牙，饭后漱口，减少感染的机会。

4.如果发生咽喉炎、咽峡炎、扁桃体炎等，应积极治疗，防止感染向下蔓延。

5.规律生活，劳逸结合，睡眠充足，不熬夜，增强身体的免疫力。

### 饮食调养

1.饮食宜清淡软烂、易消化，以营养丰富的流质或半流质饮食为主。

2.忌食粗糙干硬、辛辣刺激、油腻煎炸、过烫、过热、过甜、过咸的食物。

3.避免食用易导致过敏的食物或发物，如羊肉、虾、蟹等。

4.戒烟酒，多喝水。

5.多吃富含水分、有生津作用的新鲜蔬果，如梨、西瓜、萝卜、冬瓜、荸荠等。

6.多吃富含蛋白质的食物，如奶类、禽畜瘦肉、蛋类、淡水鱼等。

### 运动指导

1.急性期卧床休息，缓解后尽早下床活动。

2.平时应加强锻炼，坚持每周3～5次有氧运动，每次30～60分钟，以提高机体免疫力。

## >>> 突然呼吸困难、端坐呼吸、咳嗽、发绀等，
# 可能是急性左心衰竭

急性左心衰竭就是左心在短时间内发生了心力衰竭，主要原因就是心脏发生了急性病变，比如急性心肌梗死、高血压危象、心脏瓣膜病、心肌病等。此病是心内科的危重急症，一旦发现发作，应分秒必争地采取抢救措施，以免延误病情，危及生命。

**急性左心衰的进程**

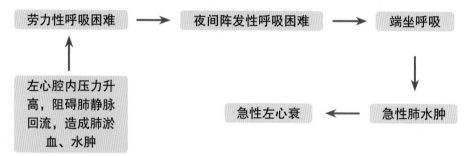

劳力性呼吸困难 → 夜间阵发性呼吸困难 → 端坐呼吸

左心腔内压力升高，阻碍肺静脉回流，造成肺淤血、水肿

急性左心衰 ← 急性肺水肿

### 😷 病症解析

**1.呼吸困难**：是左心衰竭最常见和最突出的症状。患者感到憋气，需要用力和加快呼吸，呼吸可达20～30次／分。

●**端坐呼吸**：这是急性左心衰竭的特有体征，患者平卧时呼吸急促，侧卧位时症状可明显缓解，严重时被迫采取半坐位或坐位，最严重时常坐在床边或靠背椅上，两腿下垂，上身向前弯曲，借以增强呼吸肌的作用。

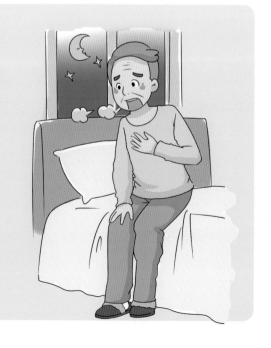

●**夜间阵发性呼吸困难：**患者在夜间平卧后或熟睡数小时后突感胸闷、憋气、惊醒，被迫坐起，呼吸急促或伴有咳嗽；轻者坐起后数分钟可缓解；重者伴咳嗽气喘、发绀、咳粉红色泡沫痰，称为心源性哮喘，随后血压升高。

**2.咳嗽、咳痰：**常出现在夜间，咳白色泡沫痰，偶有血丝，坐起或站起可减轻；严重者会频繁咳嗽，咳粉红色泡沫痰。

## 😷 急救处理方案

1.立即让患者取坐位或半坐位，两腿下垂或放低，上身向前弯曲，减轻心脏负荷，缓解呼吸困难。

2.有条件者立即高流量鼻导管给氧。

3.用止血带结扎四肢，每隔15分钟轮流放松一个肢体，以减少静脉回流，减轻肺水肿。

4.如果家里有药，须立即用药：使用利尿药排出体内过多的水分；用血管扩张药扩张血管，降低血压；用洋地黄制剂发挥强心作用。

## 🚑 日常照护

1.患者应根据自己的心功能情况决定活动和休息原则。

| 心功能分级 | 分级标准 | 活动和休息原则 |
| --- | --- | --- |
| Ⅰ 级 | 日常体力活动不引起明显的气促、疲乏或心悸 | 活动不受限，但应增加午休时间 |
| Ⅱ 级 （轻度心力衰竭） | 休息时无症状，日常活动可引起明显的气促、疲乏或心悸 | 起床稍事活动，但须增加活动的间隔时间和睡眠时间 |
| Ⅲ 级 （中度心力衰竭） | 休息时可无症状，轻于日常活动即引起显著的气促、疲乏或心悸 | 卧床休息，限制活动量 |
| Ⅳ 级 （重度心力衰竭） | 休息时也有症状，稍有体力活动症状加重，任何体力活动都会引起不适 | 必须严格卧床休息，宜半卧位或坐位 |

2.病情许可时，家属可扶患者坐起，使用便器，但应注意观察患者的心率、反

应，以防摔倒发生意外；卧床的患者，需养成在床上排便的习惯；保持大便通畅，避免便秘，必要时可使用小剂量缓泻剂或润肠剂。

3.注意放松，保持平静乐观的心态，避免各种不良的精神刺激。

4.室内安静，每天通风，保持室内温度恒定，避免冷热刺激。

5.加强病情观察，注意监测患者的生命体征，夜晚睡觉前应观察踝部是否肿胀，夜间睡眠是否被憋醒。如果症状加重，应立即去医院就诊。

### 😊 饮食调养

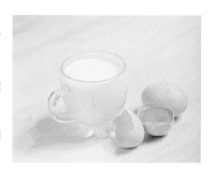

1.急性期应摄取低热量饮食，病情好转后可适当补充热量和高营养。

2.饮食应清淡易消化，做到荤素搭配、粗细搭配，应少量多餐，避免过饱。

3.选择富含优质蛋白质、维生素、钾、镁和含适量纤维素的食物。

4.根据病情限制钠盐的摄入，建议每日摄盐量如下表。

| 病情程度 | 每日摄盐量／克 |
| --- | --- |
| 轻度心力衰竭 | ＜5 |
| 中度心力衰竭 | ＜2.5 |
| 重度心力衰竭 | ＜1 |

5.避免食用辛辣刺激、油腻、冷硬、易产气的食物。

6.根据血钾水平决定食物中的含钾量。

7.戒烟酒、浓茶、咖啡、汽水等。

### 😊 运动指导

1.根据心功能分级情况，进行适当的活动和锻炼，锻炼心肺功能。比如心功能Ⅰ级患者，可以进行快步走、慢跑、打太极拳、做操等运动；心功能Ⅱ～Ⅲ级患者，可以到户外平地缓慢散步，做些力所能及的家务活。

2.运动时掌握好"度"，个人活动时的心率≤最大心率[最大心率=220（或210）-年龄]，以不感到疲劳为宜。

3.随着病情好转，可逐渐增加运动量。

# 第二章

# 头晕不是小事儿，找出原因很重要

生活中，很多人都出现过头晕的现象，有时是站立不稳，有时是天旋地转，有时甚至还会发生晕厥，具体表现不一，可单独出现，也可几种表现同时存在。症状不严重的时候，很多人都不太在意，但其实，不同的表现，原因也是不同的，甚至有可能是重病的征兆。所以，当感觉头晕目眩或出现晕厥时，切不可大意，找出真实的原因很重要。

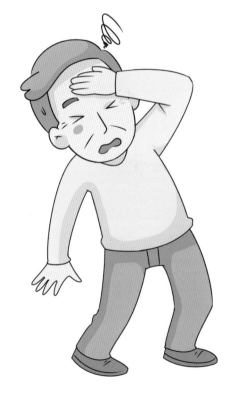

## >>> 天旋地转莫等闲视之，
## 小心患上这几种病

眩晕是生活中一种常见的症状，在很多疾病中都会出现。眩，是指视物昏花或眼前发黑；晕，是指感觉自己的身体或外界的景物旋转摆动，站立不稳。二者常同时发生，所以统称为眩晕。

当眩晕发作时，有的患者会感觉周围的事物在旋转，有的患者感觉自身的位置发生变化，还有的会感觉"飘飘荡荡"，没有明确的转动感。这些不同的表现，往往预示着不同的病因。所以，临床上就根据具体症状表现的不同，把眩晕分为两类，大家通过下面的表格来了解一下：

| 眩晕的原因 | 眩晕具体表现 | 常见疾病 |
|---|---|---|
| **周围性眩晕**<br>（由内耳迷路或前庭部分、前庭神经颅外段病变所致） | ·眩晕为剧烈旋转性，或上下左右摇摆性运动感，站立不稳，自发倾倒；<br>·持续时间短；<br>·多伴有耳鸣、耳聋、听力下降；<br>·伴恶心、呕吐、面色苍白、大汗等；<br>·头部或体位改变可使眩晕明显加重 | 良性位置性眩晕、梅尼埃病、前庭神经元炎、耳带状疱疹、外淋巴瘘、半规管裂综合征、听神经瘤、中耳炎等 |
| **中枢性眩晕**<br>（由前庭神经核、脑干、小脑和大脑颞叶病变所致） | ·眩晕程度相对较轻，为旋转性或向一侧运动感，站立不稳，闭目后可减轻；<br>·持续时间长；<br>·多无耳部症状；<br>·没有或有较轻的自主神经症状；<br>·眩晕程度与头部或体位改变无关 | 偏头痛性眩晕、脑干缺血（后循环缺血、延髓背外侧综合征、旋转性椎动脉闭塞综合征）、小脑梗死和出血、小脑扁桃体下疝畸形、多发性硬化、阵发性共济失调、桥小脑三角肿瘤等 |

眩晕发作时会伴有恶心、呕吐、耳鸣等症状，是非常痛苦的，对工作、学习、生活都会造成极大的影响，如果是血管性疾病还会有生命危险。所以，当出现眩晕症状时，一定要及时就医检查，积极治疗。

对于眩晕，医院也有一套严格的诊断流程，下面我就用流程图的形式给大家简单说明一下。

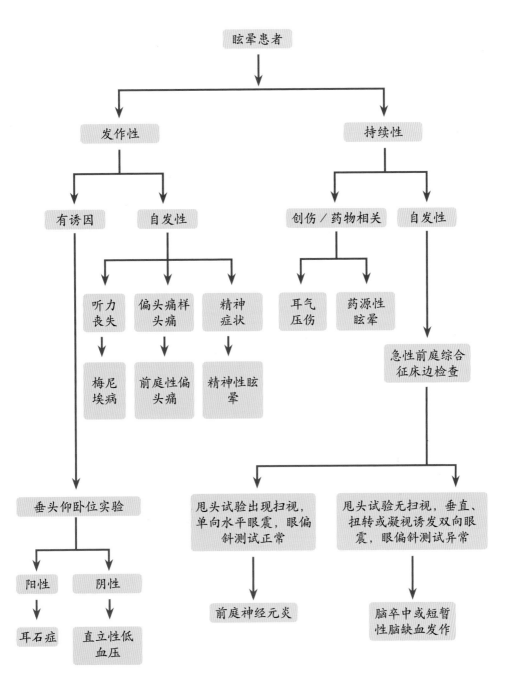

　　通过这套严格的诊断流程，医生可以快速、准确地排查出眩晕的确切病因，然后对症治疗。这里我挑选了几种比较典型的会导致眩晕的疾病，详细讲解它们的典型症状表现，以便让大家了解，即使生活中用不到，也可以有备无患。

## 头晕、头胀痛，伴耳鸣、心悸、失眠、肢体麻木等，多是高血压

　　高血压是最常见的慢性病，也是心血管疾病最主要的危险因素。血压就是血液在血管中流动时对血管壁产生的压力，一旦压力值持续高于正常值[收缩压≥140毫米汞柱和（或）舒张压≥90毫米汞柱]，这就说明患高血压了。

　　遗传、年龄、高盐饮食、肥胖、嗜酒、吸烟、运动不足、精神紧张等都可能是导致血压升高的原因。而血管壁长期承受着高于正常的压力，不仅会造成血管、心、脑、肾等靶器官损害，甚至会引发心脑血管意外。所以，高血压又被称为"无声的杀手"，大多数患者在没有任何症状的情况下发病，当发现时已经对身体造成了不同程度的损害。因此，及早了解高血压的症状表现，早发现、早治疗，对减轻高血压的危害非常重要。

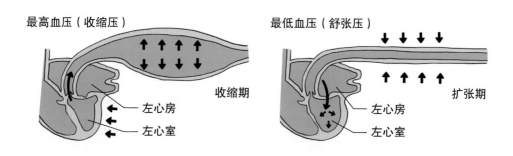

最高血压（收缩压）　　　收缩期　　左心房　　左心室

最低血压（舒张压）　　　扩张期　　左心房　　左心室

### 血压水平的定义和分类

| 类别 | 血压 |
| --- | --- |
| 正常血压 | 收缩压<130毫米汞柱和舒张压<85毫米汞柱 |
| 正常高值 | 收缩压在130~139毫米汞柱之间或舒张压在85~89毫米汞柱之间 |
| 1级高血压（轻度） | 收缩压在140~159毫米汞柱之间或舒张压在90~99毫米汞柱之间 |
| 2级高血压（中度） | 收缩压≥160毫米汞柱或舒张压≥100毫米汞柱 |

注释：1毫米汞柱=0.13千帕

## 🔲 病症解析

**1.头晕：**可能是突然头晕了一下，马上就好了，或者是阵发性地头晕，常在突然下蹲或起立时出现，伴有脑中嗡嗡响、双耳同时耳鸣等症状；少数患者则是持续性头晕。

**2.头胀痛：**胀痛就是头疼痛且有胀的感觉，高血压导致的头痛多在前额部、太阳穴或后脑部，患者大多会感觉到持续性的钝痛（即痛感不尖锐，但面积比较大）或搏动性胀痛（就像脉搏跳动一样又痛又胀）；血压突然急剧升高的患者甚至有炸裂样剧痛（即头部剧痛，像要炸开了一样）。早晨起床时比较明显，活动以后可以减轻，在剧烈运动、情绪紧张或过度疲劳下会加重，有时还伴有恶心。

**3.麻木或僵硬：**常表现为手指、足趾麻木或僵硬，不灵活；有时手臂和小腿有蚂蚁在爬行的感觉；颈、肩、背部肌肉紧张、酸痛、不能松弛。

**4.烦躁、心悸、失眠：**患者性情较急躁，遇事敏感，易激动；会感觉心慌，心跳不正常；入睡困难或早醒，睡不踏实，多梦，容易惊醒。

**急救医生提醒你：**高血压的起病方式与症状发展的缓急因人而异，有很多患者在确诊时常无自觉症状。所以，建议大家定期监测血压，20～35岁的人每年不少于1次，35岁以上者每年不少于2次，以便早期发现高血压并及时干预。

## 🔲 急救处理方案

高血压是一种慢性病，一旦被确诊，一般不能痊愈，需要终身服药。如果血压控制不达标，或在某些诱因作用下，血压在短时间内显著升高，超过180/120毫米汞柱，则属于高血压危象，非常危险，这时家属和患者应这样做：

1.让患者立即保持安静，卧床休息，避免情绪激动。

2.口服卡托普利（12.5毫克）或硝苯地平（5毫克），并监控血压。

3.如果血压仍居高不下，须及时就医，经静脉使用降压药物。

## 🔁 日常照护

1.生活规律，劳逸适度，避免过度劳累，保证充足的睡眠，不熬夜，可减小血压波动。

2.睡眠时可把腿部稍微垫高7~10厘米，稍高于心脏的水平线即可，以促进血液回流，有助于提高睡眠质量。

3.起床宜缓不宜急，应先慢慢起来，稍坐一会儿，再缓慢地下床、穿衣，使身体的功能逐步适应日常活动。

4.保持大便通畅，防止便秘；排便时切忌屏气用力，便后也不要骤然站起。

5.洗澡水的温度要适宜，尽量不泡澡；饮酒后不宜洗澡；忌空腹或饱餐后立即洗澡；注意浴室地板要防滑，避免跌倒。

6.夏季要注意防暑降温，冬季要注意防寒保暖。

7.学会调节情绪，避免紧张、愤怒、极度兴奋、焦虑、抑郁等不良情绪。

8.定期测量血压，血压达标者可每周测量1次，不达标者则需要每天早晚测量血压。

9.遵医嘱服用降压药物，如血压不达标，可咨询医生调整药物；当血压达标后，可每3~6个月复诊一次。

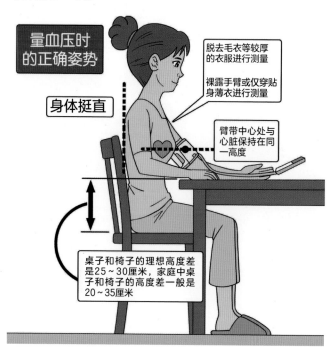

## 饮食调养

1.饮食有规律，细嚼慢咽，不暴饮暴食，每餐吃七分饱即可。

2.高血压患者每人每天摄盐量应少于5克，不仅要减少烹调用盐和含盐高的调料，还要少吃盐腌食品。

3.控制脂肪的摄入，可适当多吃些奶、禽畜瘦肉、鱼、虾、大豆制品等低脂高蛋白的食物。

4.限制糖的摄入量，主食要适量，粗细搭配，少吃高糖食品。

5.戒烟限酒，成年男性每天酒精摄入量不超过25克，女性不超过15克。

6.少喝咖啡、浓茶，少吃辛辣刺激性食物。

7.多吃富含钙、钾的食物，如牛奶、海带、深色蔬菜和新鲜水果等。

8.高血压兼肥胖患者要控制食量，减轻体重，多吃新鲜蔬菜、水果，防止便秘。

## 运动指导

1.在血压稳定、控制比较好的情况下，高血压患者可以选择步行、慢跑、健身操、游泳、打太极拳、骑自行车等有氧运动，每周进行有氧运动3～5次，每次30～40分钟，对维持血压稳定最有利。

2.运动时间最好在上午9：00～10：00或下午4：00左右。如果在夏季，注意避开高温时段。忌空腹、饱腹时运动。

3.在血压达标的前提下，以中等强度的运动控制血压的效果最好，也最安全。

---

### 中等运动强度

●心率：最大心率（220－年龄）的60%～80%。

●需要用力但仍可以在活动时轻松讲话。

●主观感觉：有些累，全身发热，微微出汗，没有心慌、胸闷等现象，精神、睡眠、食欲都好，心情愉悦。

●异常：收缩压下降＞20毫米汞柱，并出现眩晕、晕厥等症状。

---

4.运动前先进行5～10分钟的热身运动；运动后不要立即躺下休息，要及时补水、擦汗、更换衣物。

5.健身球、拍打操、甩手、踮脚尖、腹式呼吸等室内运动也有利于稳定血压。

## 眩晕伴胸闷、气短、心悸、视力模糊，考虑血脂异常

　　血脂是血液中所含有的脂类成分的总称，包括胆固醇、甘油三酯、磷脂、游离脂肪酸等。它们是血液中的正常成分，具有重要的生理作用。但是，如果饮食中脂肪摄入过多，体内脂类代谢紊乱，就会使血液中的血脂水平过高，这就是血脂异常。

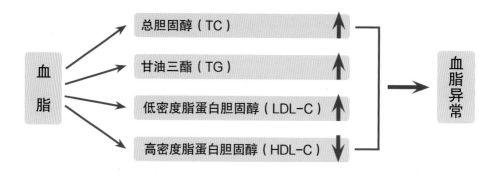

　　血脂异常发病比较隐匿，几乎没有什么特异的症状，常会在不知不觉中破坏患者的血管和器官，引起全身性的动脉粥样硬化，进而导致心肌梗死、冠心病、脑卒中等重症。所以，定期检查血脂至关重要。

### 😀 病症解析

　　**1.头晕或眩晕**：部分轻症患者会经常感觉头晕，容易累，没有力气，有时是晕一阵儿，有时会持续性发晕，严重的患者则会出现头晕目眩的症状。

　　**2.视物模糊**：严重患者会感觉看东西一阵阵模糊，这可能是长期血脂异常使血液变黏稠，流速减慢，导致视神经或视网膜暂时性缺血缺氧。

　　**3.黄色瘤**：少数患者眼睑周围会出现黄色、橘黄色或棕红色瘤，质地柔软。

　　**4.其他症状**：有的患者可能会感觉呼吸费力或气不够用，胸部像压着东西似的；有的患者会自觉心跳快而强，并伴有心前区不适感；有的患者还会有肢体麻木、健忘、失眠等症状，且随病情进展，症状会逐渐加重。

## 急救处理方案

1.发生眩晕、乏力时应立即原地休息，避免摔倒。

2.如果因高脂血症突发心肌梗死、脑梗死等危急重症，家属可参照本书中79页（急性脑梗死）、90页（心肌梗死）中的措施进行处理。

## 日常照护

1.须服用降脂药物的患者，应严格遵医嘱用药，并定期复查血脂。

2.戒烟，注意保暖，生活规律，劳逸结合，保证充足的睡眠，不熬夜。

3.控制体重，肥胖人群应积极减重。

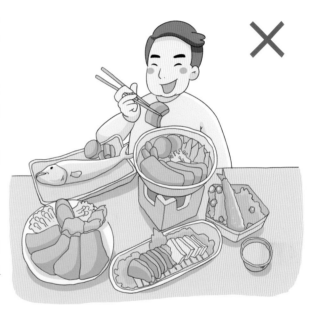

**急救医生提醒你：** 血脂异常伴肥胖者一定要控制饮食，积极减重。

## 饮食调养

1.饮食宜清淡，有节制，增加粗杂粮的摄入量，多吃新鲜蔬果。

2.戒酒，忌食高脂、高糖、高盐食物。

3.多吃具有降血脂作用的食物，如燕麦、玉米、豆制品、山楂、黑木耳等。

4.烹调时以植物油为主，多用蒸、煮等用油少的烹调方法。

## 运动指导

1.对高脂血症患者来说，最好的运动是步行。每天步行3000米以上，每次连续运动30分钟，1周运动5次以上，运动后心率加上年龄约等于170为宜。

2.最好选择下午运动，避开清晨锻炼，以免引发心脑血管疾病。

## 转动头部时感到眩晕，伴头痛、耳鸣、猝倒等，可能是椎动脉型颈椎病导致的

椎动脉是负责给脑供血的，它在颈段是行走在钩椎关节及椎体的侧方。如果钩椎关节发生增生，对椎动脉造成挤压和刺激，导致血管狭窄、折曲，血液不流通了，脑供血不足，就会产生头晕、头痛等一系列症状，这就是椎动脉型颈椎病。它虽然在临床上不是最常见的，但却是发作时最突然的，甚至会发生猝倒。如果不及时治疗，还会引起多种并发症。所以，这里就给大家介绍一下这种颈椎病的典型症状和急救措施。

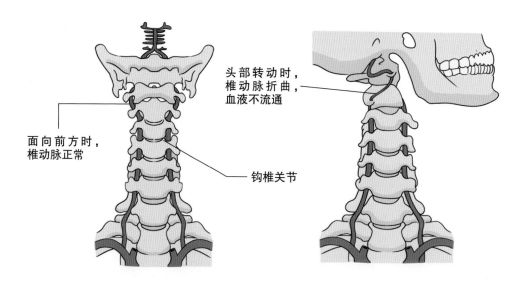

面向前方时，
椎动脉正常

头部转动时，
椎动脉折曲，
血液不流通

钩椎关节

### 🔲 病症解析

**1.转动头部时感到眩晕：**这是椎动脉型颈椎病的典型症状，患者常在转动头颈或颈部过度伸展时感到眩晕，以致步态不稳或向一方倾斜，多数患者眩晕的持续时间较短，数秒至数分钟之后就会消失；严重者在眩晕、头痛的同时，会突然感觉双下肢好像失控一样发软无力，随即跌（坐）倒在地，短暂失神，但很快清醒，可以自己起来。

**2.头痛：**偏头痛，以颞部疼痛为主，即俗称的太阳穴部位，患者会感觉这里一跳一跳的痛，或者像针刺一样的疼痛。

**3.视力障碍：**眩晕发作时，患者会出现视力减退、视物模糊、复视（即看东西重影）及短暂失明等症状。

**4.伴随症状：**恶心、呕吐、耳鸣、听力减退及耳聋、肢体麻木等。

## 急救处理方案

1.患者应原地休息，不要再转动头颈部或过度伸展颈部。

2.尽快到医院骨科就诊，做进一步检查，以防发生危险。

## 日常照护

1.睡觉时宜平卧，以使用中间低、两端高的元宝形枕头为佳。

2.注意颈部的保暖，避免风扇、空调直吹颈部。

3.长期伏案工作者，应注意端正坐姿，保持脊柱的正直，避免长期低头的姿势。

4.不在车上睡觉，避免躺在床上看书、看电视、玩手机等。

5.不要随意进行颈部的推拿按摩，按摩前先咨询专业医生。

## 饮食调养

1.饮食宜清淡、易消化，合理搭配，保证充足的营养供应。

2.三餐有规律，避免暴饮暴食。

3.多吃高蛋白，高维生素，富含钙、磷、镁等营养素的食物，如牛奶、蛋类、水产品、豆类及豆制品、坚果、新鲜蔬果等。

4.戒烟酒，忌食生冷、辛辣刺激、油腻厚味食物。

## 运动指导

1.头晕明显时不宜运动，如没有明显头晕、颈部疼痛，可以适当运动。

2.运动时头颈部的动作应缓慢，避免突然转动、拉伸。

3.锻炼颈部肌肉，增加颈椎的稳定性，减少对椎动脉的刺激。

●坐在椅上，缓慢低头→抬头→后仰，整个过程持续1～3分钟。

●头颈复原后，向左侧缓慢转头，再缓慢转向右侧，整个过程持续1～3分钟。

## 体位改变后眩晕，天旋地转，伴恶心、呕吐， 可能是良性位置性眩晕

耳石症，又称良性位置性眩晕。耳石是一种碳酸钙结晶，形状像石头，是与生俱来的。正常情况下，耳石贴在内耳的椭圆囊和球囊里，形成一层"石子路"一样的结构。如果一些原因，比如耳石老化、头部外伤、感冒等，使部分耳石脱落进入半规管，并随着我们头部位置的变化而移动，就会使人产生眩晕而发病。

耳石症引发的眩晕虽不致命，但却非常痛苦，严重影响日常生活，所以，了解此病的发作症状，及时治疗，对提高生活质量非常重要。

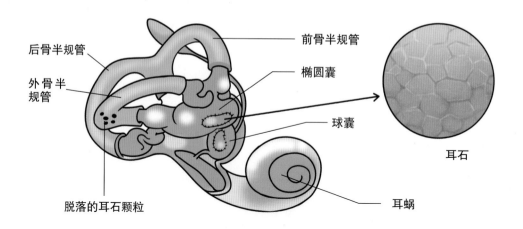

病症解析

**1.眩晕：** 当患者头部或身体的方位发生某种改变时，如躺下或翻身时，就会突然发生强烈的眩晕，有天旋地转、身体下坠的感觉；严重的患者，头部稍微一动就会眩晕，发作后会有较长时间的头重脚轻感或漂浮感；眩晕持续时间大多不超过1分钟，可周期性加重或自动缓解，间歇期长短不一；患者可因眩晕发作从睡眠中惊醒。

**2.伴随症状：** 可伴有恶心、呕吐等自主神经功能紊乱症状。

## 急救处理方案

1.立即蹲下，避免摔倒。

2.在安静的环境中以较为舒适的体位休息。

3.及时到医院耳鼻喉科就诊。

## 日常照护

1.耳石复位后，患者需睡高枕48小时，不向患侧卧位。

2.康复后睡觉时并没有体位限制，要注意多休息，保证良好的睡眠，避免劳累、熬夜。

3.对于年老体弱的患者，建议日常行走时使用拐杖辅助。

4.如果眩晕症状明显，又伴有呕吐，可遵医嘱服用前庭抑制剂来缓解症状。

5.注意保暖，避免受凉感冒。

## 饮食调养

1.伴有呕吐的患者，饮食宜清淡、细软、易消化，多喝一些汤、粥，补充营养和水分。

2.多吃富含优质蛋白质和维生素的食物，如鸡肉、畜瘦肉、蛋类、大豆及新鲜的蔬菜和水果等，提高免疫力。

3.戒烟酒，忌食油腻、辛辣刺激性食物。

## 运动指导

1.发作期卧床休息，尽量少活动，避免剧烈运动。

2.耳石复位后，会留有一些后遗症，比如头晕、失衡感等，大家可通过以下方法进行锻炼，逐渐恢复前庭的功能。

● 借助一些健身器材，如旋转椅、荡秋千等，使前庭慢慢适应，从而减轻活动时的眩晕症状。

● 转动头部：向左右转动头部，转动速度可根据自己的感觉来调整，逐渐减轻眩晕感，直到完全不会诱发眩晕为止。

● 走一字步：两脚在一条线上向前走，迈左脚时眼睛向左前方看，迈右脚时眼睛向右前方看，这样锻炼可以促进前庭功能的恢复。

## 眩晕伴乏力、肤色苍白，活动后心悸、气短，可能是贫血了

贫血就是血液中的红细胞容量减少，低于正常范围下限了。红细胞是负责运输氧气的，如果红细胞减少，运氧不足，各组织器官就无法正常工作，甚至会发生病变，由此表现出来的一系列的症状，统称为贫血。

贫血的类型有很多，不管是哪种贫血，都会极大地危害身体健康。所以，当发现自己疑似贫血时，应及时就医治疗。

### 📷 病症解析

**1.眩晕：**经常头晕，突然改变姿势时还会头晕眼花、耳鸣，甚至发生晕厥。

**2.乏力：**患者总感觉肌肉无力，很容易疲倦，没精神。

**3.肤色苍白：**患者的皮肤、黏膜、眼睑、指甲、口唇的颜色明显变浅，呈苍白色，没有血色，这是贫血最常见的体征。

**4.心悸、气短：**日常活动时患者会感觉呼吸和心跳加快，活动量越大，心悸、气短的感觉越明显。严重者安静状态下就会出现气短、呼吸困难。

**5.其他症状：**注意力不集中、记忆力减退、失眠多梦、食欲减退、消化不良、毛发干枯等，育龄期女性还会出现月经不调甚至闭经。

### 📷 急救处理方案

1.当感觉眩晕时，要立即停下休息，扶住周围实物，防止摔倒；家属给患者喝些糖水，可缓解症状。

2.如出现晕厥，家属可这样做：

●立即协助患者去枕平卧，头部偏向一侧，头低脚高。

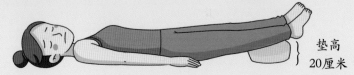

垫高
20厘米

●解开患者的衣领口、腰带，如有呕吐，及时清除口中呕吐物，保持呼吸道通畅。

## 日常照护

1.严重者需卧床静养，保证充足的睡眠。

2.起身时要缓慢，防止晕倒。

3.避免长期接触高能射线，或避免长期大量接触化学物质，如苯、除草剂、杀虫剂、染发剂等。

4.注意卫生，减少感染细菌、病毒、寄生虫的风险。

5.避免服用可抑制铁吸收的药物，如四环素、钙剂或镁剂、非甾体抗炎药、降低胃酸的药物等。

## 饮食调养

1.多吃富含优质蛋白质的食物，如畜瘦肉、鸡蛋、牛奶、豆腐、鱼虾贝类等。

2.适当多吃一些富含铁质的食物，如动物肝脏、动物全血，以及菠菜、雪里蕻、油菜等绿叶蔬菜，孕妇、哺乳期女性可适当补充铁剂。

3.多吃富含维生素C的各种新鲜蔬果，如柑橘、猕猴桃、番茄、圆白菜、青椒等，因为维生素C可以促进铁的吸收。

4.多吃富含B族维生素的食物，如全谷物、麦芽、坚果类等，可以促进红细胞的发育。

5.忌饮茶、咖啡，因茶和咖啡中含有鞣酸，会阻碍铁的吸收。

6.忌生冷、油腻、辛辣刺激性食物，戒烟酒。

## 运动指导

| 贫血类型 | 运动建议 |
|---|---|
| **轻度贫血** | 做散步、快走、太极拳、广播操等运动量不大的活动，时间以30～60分钟为宜，以不感到疲劳为原则，避免剧烈运动 |
| **中度贫血或慢性贫血** | 以休息为主，可做些烹调、洗碗、洗衣、拖地等家务劳动 |
| **严重贫血或贫血发生迅速** | 多休息，必要时应绝对卧床休息 |

## >>> 突然晕厥很危险，
## 找到病因可保命

晕厥是脑供血不足的一种表现，患者会出现一过性意识障碍，也就是突然晕倒，过一会儿又自己醒过来。有人把晕厥和昏迷混为一谈，其实它们虽然都属于意识丧失，但却是截然不同的两种症状，我做了对比，方便大家清楚地了解。

| 晕厥 | | 昏迷 |
|---|---|---|
| ·一过性意识丧失，持续数十秒至数分钟。<br>·可以自行醒过来，迅速恢复意识。 | **VS** | ·意识完全丧失，持续时间长。<br>·对各种外界刺激无反应，伴有运动、感觉、反射功能障碍及大小便失禁等。 |

简单地说，昏迷是意识障碍中较严重的类型，而晕厥则比较轻。导致晕厥的原因主要有四种，大家可通过下面的表格来看一下。

| 晕厥的病因 | 常见疾病 |
|---|---|
| 心源性晕厥 | 严重心律失常、心肌缺血性疾病、心脏排血受阻 |
| 脑源性晕厥 | 短暂性脑缺血发作、脑动脉粥样硬化、偏头痛、慢性铅中毒脑病 |
| 血管舒缩障碍 | 颈动脉窦综合征、单纯性晕厥、直立性低血压、排尿性晕厥、咳嗽性晕厥 |
| 血液成分异常 | 低血糖、重度贫血、高原晕厥、过度换气综合征 |

从这个表格中大家可以看出，虽然晕厥的患者能自己醒来，没有意识状态方面的后遗症，但是，晕厥的危重程度是由病因决定的，特别是一些心源性疾病引起的晕厥，如果不及时处理会引起生命危险。所以，当发生晕厥后，一定要查找病因，防止再次出现。

对于晕厥，医院有一套严格的诊断流程，见下面的流程图。

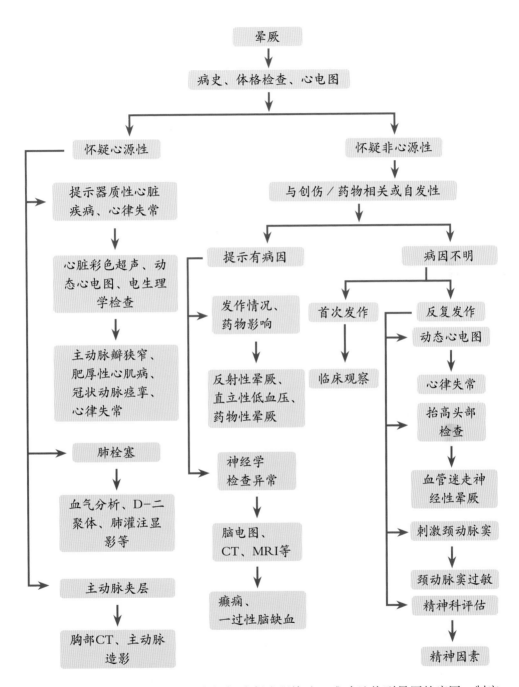

患者到医院就诊时，医生会根据诊断流程快速、准确地找到晕厥的病因，制定行之有效的治疗方法。下面我会重点讲解几种比较典型的会导致晕厥的疾病的发病症状，希望大家多了解，以便疾病来临时能及时做出反应，减轻损伤。

# 由蹲、坐或卧位突然站起来时发生晕厥，是直立性低血压所致

直立性低血压，也称为体位性低血压，是一种血压调节异常的表现，多在体位发生改变或长时间站立时发作，导致眩晕、晕厥，甚至跌倒、致残等。所以，当晕厥发作时，应立即就医，积极治疗。

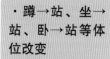
·蹲→站、坐→站、卧→站等体位改变
·长时间站立

血压的快速调节机制发生障碍

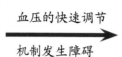
血液积聚于下身，回心血量减少，血压快速下降

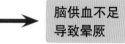
脑供血不足导致晕厥

## 📷 病症解析

**1.眩晕或晕厥：**患者突然由蹲位、坐位或卧位站起时发生头晕、眩晕、黑矇、站立不稳、视物模糊、视野狭窄、冷汗等症状，严重者甚至出现晕厥、癫痫样发作、体位性呼吸困难。通常站立位时症状加重，坐位或半躺时症状减轻，仰卧位时缓解或不会出现。

**2.伴随症状：**部分患者会感觉头痛、疲乏、虚弱、恶心、心悸、胸痛、肩颈部及背侧钝痛（呈衣架式分布）等症状。

## 📷 急救处理方案

1.立刻将患者抬放到空气流通处，让患者采取平卧位，头低脚高，松解衣领、腰带，一般很快苏醒。

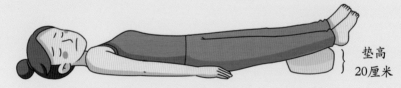

垫高20厘米

2.如果患者发作持续时间较长，且神志不清楚，应立即拨打120急救电话。

## ⊟ 日常照护

1.保证充分的睡眠时间，睡眠时将床头抬高15°～20°，不熬夜，避免劳累。

2.使用腹带（绑在上腹部静脉血聚集处）、压力袜或紧身裤来加强静脉回流。

3.避免白天长时间卧位或长时间站立，站立时做双腿交叉的动作有助于增高血压。

4.在起立或起床时动作应缓慢，可先缓慢活动四肢，再依次卧位→坐位→站立位。

5.避免使用有抑制血管特性的药物，如必须使用，需注意服药后静卧1～2小时，站立后如感觉头晕，应继续卧床休息。

6.用药治疗的患者，应注意观察有无头晕、头痛、视力改变等症状，如有以上症状，应立即平卧并测量血压，防止病情加重。

### 在家如何监测血压

【测量方法】先测量卧床一段时间后的血压，再测量坐位血压，然后测量直立后血压，用电子血压计每分钟测量1次，连续测5～10分钟。

【判断标准】

●正常：收缩压下降＜10毫米汞柱，心率提高6～16次／分；收缩压，卧位＞坐位＞立位；舒张压，立位＞坐位＞卧位。

●异常：收缩压下降＞20毫米汞柱，并出现眩晕、晕厥等症状。

## ⊟ 饮食调养

1.饮食规律，少食多餐，避免饮食过饱或饥饿，餐后适当休息再站立活动。

2.合理搭配膳食，保证营养全面。

3.每天摄入钠盐不多于8克，补充液体2～2.5升，可增加血容量。

4.戒酒，减少糖类的摄入。

## ⊟ 运动指导

1.根据自身情况，坚持适当的体育锻炼，如太极拳、慢跑、步行等，以增强体质。

2.活动后出汗较多时，注意盐和水的补充。

3.应避免剧烈运动，若出现头晕、黑矇等现象，则应立即停止运动。

## 头晕、乏力、饥饿感、恶心、出汗，晕厥甚至昏迷，是低血糖

低血糖就是血浆中的葡萄糖水平下降，低于正常值，由此而引发的一系列症状。葡萄糖是人体能量的重要来源，而且是脑细胞重要的营养来源。

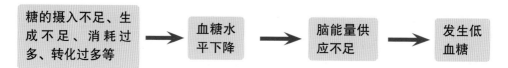

糖的摄入不足、生成不足、消耗过多、转化过多等 → 血糖水平下降 → 脑能量供应不足 → 发生低血糖

因此，为了避免低血糖给脑带来损伤，大家有必要了解低血糖的症状，及时抓住疾病发作的信号，迅速采取急救措施，并查明病因，减少低血糖发作。

### 低血糖的诊断标准
· 成年人空腹血糖浓度低于2.8毫摩尔／升。
· 糖尿病患者血糖值低于3.9毫摩尔／升。

### 📷 病症解析

#### ◆早期症状

患者早期可能会出现乏力、心慌、焦虑、出汗等症状。

#### ◆典型症状

1.头晕或晕厥：患者会感觉头晕或头晕目眩，有时会神志恍惚，严重的会发生晕厥。如果低血糖持续时间超过6小时，可能出现癫痫、昏迷，甚至死亡。

2.伴随症状：患者还会有乏力、饥饿、恶心、心慌、颤抖、出冷汗、面色苍白等症状。

3.补糖后很快好转：低血糖多发生在饥饿状态下或活动过多时，或糖尿病人发生低血糖，无论哪种原因所致，患者在补充血糖后可迅速好转。

## 🖥 急救处理方案

1.当出现饥饿、手抖、无力、恶心等低血糖症状时，立即口服15克葡萄糖，或口服红糖（白糖）水（100毫升水中含糖15克）、高糖饮料，进食糖果、水果、饼干、馒头等。观察15分钟，若症状无缓解可重复服糖，仍不能缓解的须立即送医急救。

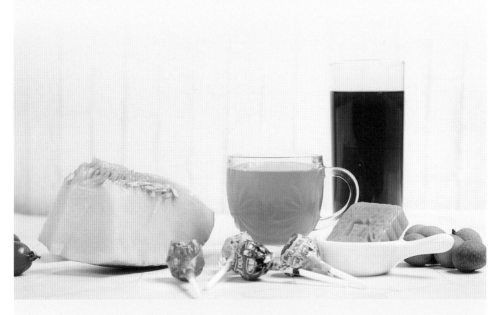

2.如果患者低血糖比较严重，已经神志不清了，可将葡萄糖粉或普通红糖、白糖，放在患者口颊和牙齿之间，使其溶化后咽下。

3.患者低血糖非常严重，已经出现昏迷，此时应立即送医急救或拨打120急救电话，静脉补充葡萄糖；家属切忌擅自喂食，以免堵塞呼吸道，发生窒息。

## 🚋 日常照护

1.建议低血糖的人群随身常备着几颗糖果，以备不时之需。

2.规律休息，避免熬夜，保证足够的睡眠时间。

3.定期监测血糖，尤其在血糖波动大，调整用药后，环境、运动等因素改变时要密切监测血糖。

4.糖尿病患者要严格遵医嘱服药，正确注射胰岛素，在并发肾病、肝病等情况下，应尽早向医生反馈，减少用药量。

5.外出携带急救卡片，注明姓名、电话、联系人、疾病诊断、用药情况、低血糖处理办法等，确保发生严重低血糖时能在最短时间内得到救助和治疗。

**急救医生告诉你**：如何进行血糖监测

【**准备**】家用血糖仪、血糖试纸、采血针、记录本。

【**测量时间**】晨起空腹、三餐前、三餐后2小时、睡前及其他特殊情况。

【**测量方法**】

1.洗净双手，手臂下垂30秒钟。

2.将试纸条插入测试孔的底部，机器会自动启动。

3.用酒精消毒采血的手指（最好在中指、无名指或小指的手指两侧），调整血糖仪的代码。

4.将采血针头装入刺指笔中，再按采血笔采血，注意不要用力挤压针扎的地方。

5.将血糖仪试纸的吸血端对准手指上的血滴，吸入血样即可。

6.将血糖值与监测时间填写在记录本上。

## ⊟ 饮食调养

1.保证三餐规律，定时定量，适当加餐，如果经常发生夜间低血糖，可在睡前适量加餐。

2.糖尿病患者若进餐量减少，应相应减少药物剂量。

3.运动前应增加额外的糖类摄入。

4.戒酒。

## ⊟ 运动指导

1.每天固定适宜的运动量，以不感觉疲劳为度，避免空腹时进行跑步、爬楼梯等剧烈运动。

2.糖尿病患者最好在餐后1～2小时，上午9：00～10：00或下午、傍晚时运动，餐前、餐后30分钟内都不适宜运动。

3.糖尿病患者每次运动不要超过30分钟，每周进行5次左右，但不能少于3次。

# 晕厥前眩晕、恶心、面色苍白等，晕厥持续数分钟可自然苏醒，是单纯性晕厥

单纯性晕厥，也叫血管抑制性晕厥，是临床上最常见的一种晕厥，多见于年轻体弱的女性。晕厥的发作通常有一定的诱因，且容易在天气闷热、空气污浊、疲劳、恐惧、失眠及妊娠等情况下发生。

单纯性晕厥多是功能性的，预后较好，但容易反复发作。所以，当出现晕厥症状时，一定要尽早就医治疗，使昏厥发作逐渐减少，直至停止。

## 🔲 病症解析

**1.意识丧失：**患者常突然丧失意识，心率减慢且微弱，面色苍白，持续数秒或数分钟后可自然苏醒，无后遗症。

**2.伴随症状：**患者常伴有血压下降、脉搏微弱等症状。

## 🔲 急救处理方案

1.当感觉要晕倒的时候就地躺下，避免伤到自己。

2.晕厥苏醒后，应继续平躺，直到能够坐起并感觉正常为止。

3.如果跌倒，应检查是否造成损伤，之后再起身，如有损伤及时送医或拨打120。

## 🔲 病后护理

1.生活规律，放松精神，保证睡眠，尽量避免那些诱发因素。

2.多待在通风比较好的地方。

3.多喝水，适当增加钠盐的摄入，以增加血容量，减少晕厥的发生。

4.选择快步走、慢跑、体操等有氧运动，增强血管神经功能调节的稳定性，使晕厥发作逐渐减少，直至停止。

## 过度换气后出现头晕、耳鸣、手足抽搐或晕厥，是通气过度综合征

通气过度综合征，是由于通气过度超过生理代谢需要而引起的一组症候。简单说就是身体里的二氧化碳太少，碱性物质过多，使酸碱不平衡造成的。该病发作的时候比较危险，了解它的典型症状，掌握急救方法，非常重要。

### 🏥 病症解析

**1.呼吸困难**：患者呼吸不断加深加快，感觉呼吸费力，胸闷压迫感或窒息感。

**2.伴随症状**：头晕、耳鸣、面色苍白、胸痛、心悸、血压下降、肢体麻木、晕厥甚至抽搐等，恢复平静呼吸后这些症状会逐渐消失。

### 🏥 急救处理方案

**1.轻症**：让患者周围空气流通，安抚患者情绪，引导其放松，闭口用鼻深呼吸。家属可一边说"吸气""呼气"，一边引导患者做深呼吸，逐渐减慢呼吸频率。

**2.重症**：用文件袋之类的纸口袋，或者用硬纸片（报纸）卷成喇叭状，罩在患者口鼻处，让呼出的二氧化碳重新吸入体内，直到呼吸的频率趋于和缓稳定为止。

**3.送医**：经过以上急救措施，如果病情未能明显缓解，须及时送医救治。

### 🏥 病后护理

1.生活规律，避免过度劳累。

2.及时疏导患者的负面情绪，保持情绪稳定，必要时可遵医嘱使用镇静剂。

3.可以通过适当的运动来增强体质，并掌握正确的呼吸方法，如腹式呼吸，通过减慢呼吸频率，减少或消除过度通气的倾向性。

# 第三章

# 身体不明原因出血要小心了，可能是大病发出的信号

出血是临床上常见的一种症状，根据出血部位不同，又分为咯血、呕血、流鼻血、便血、尿血、阴道异常出血、皮肤黏膜出血等。不同部位出血有不同的临床表现，但不管哪里出血，都需要引起重视，因为有时候不明原因的出血正是某些大病发出的『报警信号』。因此，建议大家当发现不明原因的出血时，要及时到正规医院做检查，找出确切的病因，以免延误最佳的治疗时间。

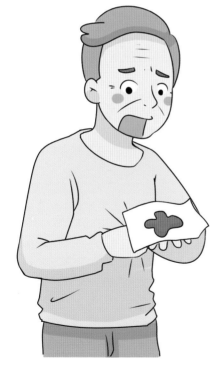

## >>> 出血的病因
## 及诊断流程

出血的种类多，原因自然也各不相同，大家可以通过下面的表格来了解一下。

| 出血类型 | 常见疾病 |
| --- | --- |
| 咯血 | 肺结核、支气管扩张、肺脓肿、肺癌、肺吸虫病、肺阿米巴病、肺包虫病、支气管结石、肺部转移性肿瘤、肺腺瘤、硅肺等；风湿性心脏病二尖瓣狭窄、高血压性心脏病、肺动脉高压、主动脉瘤、肺梗死及肺动静脉瘘等 |
| 呕血 | 食管与胃底静脉曲张破裂出血、食管癌、食管裂孔疝、胃炎、消化性溃疡、胃肿瘤、胃扭转、急性重症胰腺炎、胰腺癌、胆道蛔虫病、胆系肿瘤、白血病、淋巴瘤等 |
| 流鼻血 | 鼻腔异物、鼻部损伤、急性鼻窦炎、干燥性鼻炎、萎缩性鼻炎、鼻咽部肿瘤、维生素C缺乏症、过敏性紫癜、血友病、维生素K缺乏症、上呼吸道感染、猩红热、高血压、肺源性心脏病等 |
| 便血 | 便秘、食管—胃底静脉曲张破裂出血、消化性溃疡、胃炎、胃肿瘤、肠息肉、肠癌、肠套叠、痔疮、肛瘘、细菌性痢疾、血液病、寄生虫感染等 |
| 尿血 | 急性肾炎、肾囊肿、尿路结石、前列腺增生、尿路感染、泌尿系肿瘤、血友病、维生素C缺乏症、白血病、系统性红斑狼疮等 |
| 阴道异常出血 | 卵巢内分泌功能失调、妇科肿瘤、异位妊娠、先兆流产、流产、生殖器炎症及创伤、血小板减少性紫癜、再生障碍性贫血、肝功损害、雌激素或孕激素药物不良反应等 |
| 皮肤黏膜出血 | 血友病、紫癜、再生障碍性贫血、白血病、低纤维蛋白原血症、凝血酶原缺乏症、原发性血小板增多症、弥散性血管内凝血、尿毒症、严重感染、维生素C缺乏症、严重肝病等 |

　　由上表可知，临床上能够引起出血的疾病非常多，尤其是咯血、呕血的一些病因更是非常危急的病症，必须急救。因此，建议大家在发现身体不明原因出血的时候，及时去医院相应科室检查。以呕血为例，我画了一个简单的诊断流程图，大家了解一下，做到心中有数即可。

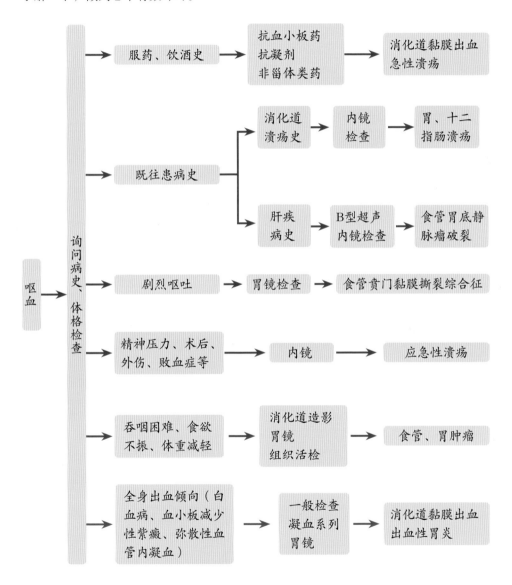

　　在大家了解了出血的病因及诊断流程后，接下来我挑选了几种临床上发病概率较大的疾病来讲，希望大家多了解，当疾病来临时才能冷静处理，减少伤害。

## >>> 反复咯血，有慢性咳嗽、大量咳脓痰病史，或呼吸道反复感染，多是支气管扩张

支气管的管壁上有肌肉和弹性组织，人体就是通过它们的收缩来实现气体交换的。如果因为一些原因，比如呼吸道感染、支气管阻塞等，导致支气管壁上的肌肉和弹性组织被破坏，弹性变差了，支气管就会发生变形、扩张，也就是收缩不到原来的样子了，这就是支气管扩张症。

幼年有过麻疹、百日咳的人或有肺炎、肺结核等肺病史的人最容易患有支气管扩张，不及时治疗的话，会越来越严重，还会引发肺炎、肺脓肿、肺源性心脏病等严重并发症。

### 📷 病症解析

**1.慢性咳嗽、大量脓痰：**多数患者会出现反复的慢性咳嗽，在晨起、傍晚和就寝时加重，严重时还会出现喘息、呼吸困难；部分患者无症状或仅有轻微咳嗽。

**2.咳大量脓痰：**随着咳嗽，患者会咳吐大量脓痰，每天痰量可达数百毫升，痰液呈黄绿色脓样；如果有恶臭味，说明已有厌氧菌感染。如果咳痰顺利，咳出来后患者会感觉轻松；如果咳痰不畅，就会感觉胸闷、气短等症状明显加重。

**3.反复咯血：**当感染加重时，大多数患者会出现不同程度的咯血，部分患者可能唯一或首发的症状就是反复咯血，临床上称之为"干性支气管扩张"。

**医学术语解读：杵状指（趾）**

杵状指亦称鼓棰指，表现为手指或足趾末端增生、肥厚、呈杵状膨大，长期慢性缺氧的支气管扩张患者会出现此类症状，同时还会有全身营养不良。

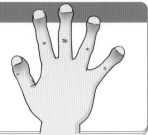

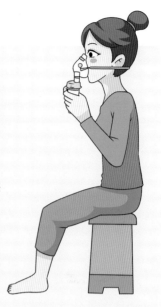

## 😷 急救处理方案

**1.积极治疗**：根据不同病原体进行抗感染治疗，严格遵医嘱用药，病情严重、反复感染的患者，必要时需要手术治疗。

**2.雾化吸入**：家里可常备一个家庭雾化吸入器，用生理盐水作为雾化液，每日吸入20分钟，可以稀释痰液，促进排痰，有利于控制感染。雾化前应洗脸、漱口，并防止药物进入眼睛；雾化后清洗干净用具。

**3.清除气道分泌物**：可用胸部叩击法、体位引流法进行排痰，保持呼吸道通畅。

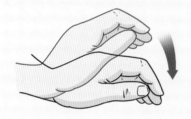

●**胸部叩击**：腕部放松，用空心掌迅速、规律地叩击胸部，从肺底到肺尖、从肺外侧到内侧，每一叶叩击1～3分钟。叩击的同时配合深呼吸和咳嗽、咳痰。每天2～3次，每次叩击15～20分钟，餐前进行，可促进排痰。

●**体位引流**：先在医院通过X射线检查确定病变部位，然后在医生的指导下，选择相应的引流体位，提高病变部位，利用重力促使痰液排出。做体位引流时，间歇深呼吸后用力咳，同时家属可用手轻拍患者后背，松动痰液，可提高排痰效果。每天晨起和晚睡前进行，每次15～20分钟，适用于每天痰量大于30毫升的患者。

| 病变部位 | | 引流体位 |
|---|---|---|
| **右肺上叶** | 尖段 | 坐位，根据病灶部位倾斜 |
| | 前段 | 仰卧，右侧稍稍抬高 |
| | 后段 | 左侧俯卧位，向前转45° |
| **右肺中叶** | 内、外段 | 仰卧，胸腹向左转45° |
| **左肺上叶** | 尖后段 | 坐位，根据病灶部位倾斜 |
| | 舌段 | 仰卧，胸腹向右转45° |

| 病变部位 | | 引流体位 |
|---|---|---|
| **左肺下叶、右肺下叶** | 背段 | 俯卧，头低脚高 |
| | 前基底段 | 仰卧，头低脚高 |
| | 外基底段 | 患侧向上侧卧，头低脚高 |
| | 后基底段 | 俯卧，头低脚高 |

**急救医生提醒你：** 进行体位引流时，这几点要特别注意。

1.饭后2小时内不宜引流，以免造成呕吐。

2.先从病变严重或积痰多的部位开始进行排痰。

3.引流开始前可进行雾化吸入稀释痰液，或遵医嘱服用支气管扩张剂、祛痰剂等，有助于痰液排出。

4.引流过程中，若患者有咯血、发绀、头晕、出汗、疲劳、面色苍白等情况应立即停止。

5.引流后漱口，需观察5～10分钟，并记录痰液颜色、痰量及黏稠度。

6.脓痰多且体弱的患者，大量脓痰突然排出时可能造成窒息，应警惕。

7.此法不适用于有心脑血管疾病及肺栓塞的患者。

### 🚗 日常照护

1.平时养成好的生活习惯，积极戒烟，不熬夜，避免过度劳累。

2.保持情绪稳定，能降低疾病发作的可能性。

3.注意口腔清洁，尤其吐痰后要用生理盐水漱口，避免口腔感染。

4.室内经常通风、换气，保持温湿度适宜，避免二手烟、油烟等刺激性气味。

5.注意保暖，尤其在冬春季肺病高发季节，出行戴口罩，尽量少去人群密集的场所；也可接种肺炎疫苗和流感疫苗，来减少感染，减轻急性病症的加重。

6.按时服药，每年进行1次肺功能测定，并做好日常病情监测，比如急性加重的次数和抗生素使用情况，每天咳嗽、咳痰、活动耐力及咳痰量和痰液性质等。

### 🍽 饮食调养

1.饮食以清淡、易消化为主，多吃一些新鲜的蔬菜和水果，补充维生素；多吃豆制品，补充优质蛋白质，但肉类、鱼类要少吃。

2.多喝水，多喝些清淡的稀粥、汤等，液态食物可以稀释痰液，促进痰排出。

3.戒酒、浓茶、咖啡等刺激性饮品。

4.避免辛辣、油腻、煎烤、冷硬食物及发物。

⚙ 运动指导

1.平时应多做一些低速、缓慢、温和的有氧运动，比如室内瑜伽、低速的器械运动，或者在空气清新的公园散步、打太极拳等，都有助于提高免疫力，增强机体的抗病能力。

2.要避免剧烈运动，特别是不要去游泳，容易呛水、感染病菌，诱发咳嗽。

3.多做呼吸康复训练，可以保证呼吸道通畅，提高呼吸肌功能，促进排痰。

●**缩唇呼吸**：从鼻孔吸入空气，嘴唇紧闭，像闻花香一样，默数3秒；呼气时，嘴唇缩成吹口哨状，缓慢呼气，默数6秒。此法可防止气道过早闭合，控制呼吸。

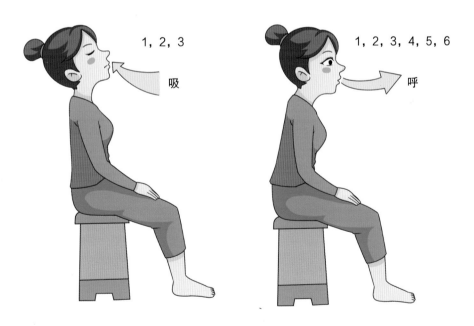

●**腹式呼吸**：患者取坐位或立位，一手放在胸部，一手放在腹部；吸气时腹部鼓起，胸部不动；呼气时腹部凹陷，尽量将气呼出，胸部不动。每分钟呼吸7~8组，每次练习10~30分钟，每天锻炼2次。此法可配合缩唇呼吸一起进行，能有效增加呼吸运动的力量和效率，减轻呼吸困难的症状。

>>> **持续或间断的痰中带血或小量咯血，刺激性干咳或黏液痰，胸闷、气急、胸痛等，考虑肺肿瘤**

　　肺肿瘤是原发于肺部肿瘤的总称，有良性和恶性之分，良性比较少见，恶性多见，也就是肺癌。肺癌多与吸烟、职业致癌因子、空气污染、电离辐射、肺部慢性感染等因素有关，极大威胁人们的健康和生命。所以，了解肺癌的早期症状，及早发现，及早治疗，对提高治疗效果非常重要。

## 😑 病症解析

### ◆ 可能出现的早期症状

　　1.晨起嗓子发痒、发热，无痰或少痰的刺激性干咳，咳出血丝。

　　2.时隐时现的胸部隐痛（即时而出现，时而感觉不到，时而比较重，时而又轻的一种疼痛）或钝痛（即疼痛虽然不太剧烈，但是疼痛面积比较大，位置不太容易确定）。

### ◆ 典型症状

　　**1.咳嗽：** 部分患者以咳嗽为首发症状，总感觉气管内有异物，刺激喉咙一阵阵干咳，服用止咳药也没什么作用。

　　**2.胸痛：** 约1/4的患者以此为首发症状，患者会感觉胸部有不规则的隐痛或钝痛，咳嗽时痛感会加重，随着病情进展，会变为剧烈的钻痛，痛感持续、尖锐，就像被电钻钻一样，无法忍受，服止痛药也不能缓解；有时可有肩部或胸背部持续性疼痛。

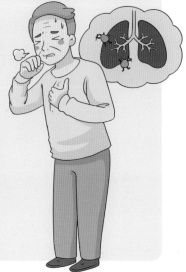

　　**3.痰中带血或咯血：** 约1/3的患者以此为首发症状，表现为反复少量的痰中带血丝或少量咯血（即经咳嗽动作从口腔排出），呈间断性或持续性，偶尔出现难以控制的大咯血。

　　**4.胸闷、气急：** 肺功能较差的患者常以此为首发症状，表现为胸闷、气急，就是呼吸费力或气不够用，严重者会觉得胸口很难受，像被石头压住似的，发生呼吸困难、发绀，甚至窒息。

**5.声音嘶哑：**少部分患者最开始会有此症状，常伴有咳嗽。

**6.全身症状：**患者还常伴有发热、消瘦、贫血、乏力等全身症状。

**急救医生提醒你：**老年吸烟者或慢性支气管炎的患者，如果咳嗽程度加重，次数变频，咳嗽的声音改变，呈高音调金属音（类似于金属的刮削声）时，要高度警惕肺癌的可能性。

## 😀 急救处理方案

当出现一些疑似症状时，应尽快就医检查，确诊病理类型、临床分期，然后积极配合医生治疗，以减轻症状，改善生存质量，延长生存期。

### 😀 日常照护

1.呼吸困难患者应卧床休息，减少氧气消耗，同时保持呼吸道通畅，给予持续低流量吸氧。

2.监测患者的生命体征，如体温、血压、呼吸、脉搏等，协助患者采取合适体位、翻身、咳嗽等。

3.保持居室空气清新，多通风换气，戒烟，并减少接触刺激性有害气体。

### 😀 饮食调养

1.患病早期，多补充营养，增强抵抗力。

2.饮食清淡、易消化，以炖煮的食物为主，忌食过热、粗糙、辛辣、油腻等食物。

3.少吃多餐，以每天6~7餐为宜，维持胃肠功能。

4.多吃富含优质蛋白质的食物，如禽畜类瘦肉、鱼、鸡蛋、大豆及豆制品等。

5.多吃新鲜蔬果，补充维生素。

### 😀 运动指导

1.术后患者多做深呼吸、缩唇呼吸等呼吸锻炼，以利于术后尽快恢复肺功能。

2.出院后，宜进行适当的有氧运动，如慢走、太极拳、呼吸操等，增强抵抗力。

## >>> 呕血、黑便、心悸、头晕、黑朦或晕厥，考虑食管−胃底静脉曲张破裂出血

　　食管−胃底静脉曲张是引起消化道出血常见的原因之一，通常是由于门静脉高压所致，且患者多有慢性肝病病史。门静脉主要负责收集胃、肠、脾、胰、胆囊等静脉的血液，再把这些血液送入肝脏。门静脉内是没有瓣膜（瓣膜可防止血液逆流）的，所以在门静脉高压时，血液很容易逆流，并滞留在食管下段及胃底静脉，使其发生串珠样、息肉样或团块样改变，也就是发生了静脉曲张。如果没有及时发现、治疗，食管−胃底曲张的静脉就可能发生破裂，引起急性出血，病情非常凶险。所以，抓住疾病发作的信号，及早采取措施非常重要。

### 📷 病症解析

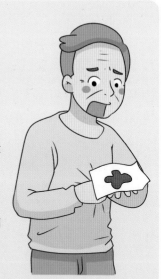

#### ◆先兆症状

　　有上腹饱胀感、恶心加重、打嗝等。

#### ◆典型症状

　　1.呕血：约50%的患者会呕血，即血液经呕吐动作从口腔排出，呈鲜红色或暗红色，混有胃液或食物。

　　2.黑便：部分患者可有黑便，多在呕血前几天出现，因为粪便呈黑色，且附有黏液而发亮，类似柏油，所以临床上常称"柏油样便"。如果出血量大、速度快，粪便则常呈紫红色。

　　3.头晕、心悸等：患者因大量出血出现心率加速、血压降低，进而出现头晕、视物模糊、眼前发黑或晕厥、皮肤湿冷等症状，甚至休克。

　　4.伴随症状：患者手掌的大小鱼际部位可明显发红（肝掌），胸前可出现外形像蜘蛛一样的红斑（蜘蛛痣），或腹壁静脉怒张（即腹部的静脉充盈、胀大、饱满）等。

## ⊡ 急救处理方案

1.急性发作时应立即送医或拨打120急救电话。

2.协助患者采取平卧位，下肢略抬高，有条件的情况可给予吸氧。

3.呕血时头偏向一侧，及时清除口鼻腔的血液，避免误吸。

4.安慰患者，减轻患者的紧张情绪。

## ⊖ 日常照护

1.卧床休息，避免过度劳累和熬夜。

2.严格遵医嘱用药，定期复查血常规。

3.限制活动期间，家属应协助患者进食、排泄，做好皮肤清洁，切忌让患者因用力而导致再次出血。

4.呕吐后应及时漱口，保持口腔的清洁卫生。

5.重症卧床者需预防压疮，排便次数多者需注意肛周皮肤清洁。

6.保持乐观情绪，避免长期精神紧张。

7.避免服用损伤胃黏膜的药物，如阿司匹林等消炎止痛药。

## ⊖ 饮食调养

1.急性大出血者应禁食，少量出血无呕吐者可遵医嘱进食温凉、清淡流食。

2.出血停止1～2天后，可进食易消化、无刺激、高热量、富含维生素的半流质饮食或软食，限制钠盐和蛋白质的摄入，少量多餐，细嚼慢咽，防止再次出血。

3.恢复期后，需终生软食，并保持清淡、低盐、高蛋白、高维生素饮食，避免进食粗糙、坚硬、辛辣刺激性食物。

## ⊖ 运动指导

1.重症患者严禁下床活动。

2.轻症患者虽可起身稍活动，去厕所大小便，但注意坐起、站起时动作要缓慢，避免晕厥或活动性出血。

3.康复后可进行一些缓和的运动，如散步、打太极拳等，避免剧烈运动。

**急救医生提醒你：** 当出现头晕、心慌、出汗时应立即卧床休息，避免活动，并通知医生检查。

# >>> 慢性少量渗血、胸骨后或剑突下烧灼感、上腹饱胀、打嗝、反胃，可能是食管裂孔疝

食管裂孔在膈肌上，正常情况下，刚好容纳食管通过，进入腹腔与胃相连。当因为暴饮暴食、便秘、弯腰、剧烈咳嗽、皮带过紧、猛抬重物等原因，使腹腔内的压力大于胸腔时，食管裂孔就会变大，压力差会将胃、肠等腹腔脏器的一部分推入到胸腔内，这种情况就称为食管裂孔疝，严重时会造成出血、胃肠穿孔等。所以，大家有必要了解一下该病的典型症状，做到早发现、早治疗。

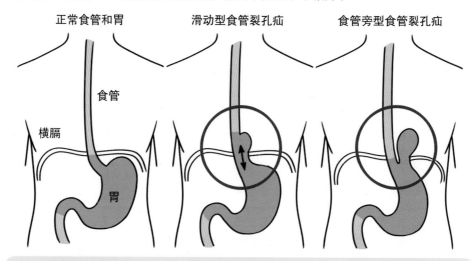

正常食管和胃　　　　滑动型食管裂孔疝　　　　食管旁型食管裂孔疝

食管

横膈

胃

## 🔍 病症解析

**1.呕血：**多为慢性少量渗血（即血管内的血液向外渗透，出血较慢，量小），患者会呕吐咖啡色血性物，部分食管旁疝患者可发生严重呕血、黑便。

**2.反流、反酸：**反流物多以胃酸性分泌物为主，一般不含食物，通常反流至食管下段，少数可反流到咽部或涌入口腔。

**3.胸痛：**反流之后，胸骨后或剑突下感觉疼痛，多为烧灼样痛、针刺样痛或剧烈绞痛（指痉挛性的剧烈疼痛并伴有闷塞的感觉）；疼痛还可放射至肩、颈、背等处，多在饱餐后或就寝时发生，进食甜食、酸性食物等可加重症状。

**4.疝囊压迫症状：**可出现呼吸急促、心跳加快、咳嗽、发绀等压迫心肺的症状，或食物停滞、吞咽困难、食后呕吐等压迫食管的症状。

## 🤖 急救处理方案

1.采用半坐位、坐位或站立位，卧位时抬高床头15～20厘米，可减轻反流。

2.避免弯腰、穿紧身衣、呕吐、咳嗽、便秘等增加腹内压的因素。

3.可服用制酸剂中和胃酸，服用胃动力药加速胃排空，减轻或控制反流症状。

4.如果突然剧烈上腹痛伴呕吐，完全不能吞咽或同时发生大出血，提示发生急性食管裂孔疝囊嵌顿，需立即送医急救。

### 😷 日常照护

1.睡眠时抬高床头15～20厘米，进食后2小时内避免平卧或睡眠。

2.避免一切会增加腹内压的因素，肥胖者应减轻体重，有慢性咳嗽、长期便秘者应积极治疗。

3.减轻工作压力，缓解患者焦虑、恐惧等情绪。

4.避免服用能减缓胃排空的药物，如硝酸甘油、抗胆碱能药物等。

### 😷 饮食调养

1.严重患者急性期需禁食；术后24小时可以进流食，若进流食很顺畅，没有哽噎感，则可以在48小时后恢复正常饮食。

2.婴幼儿可选用黏稠饮食，餐后适当轻拍背部，使胃内气体排出。

3.保证低脂、高蛋白饮食，以增加下食管括约肌的紧张性，并减少反流。

4.饮食宜清淡，避免一切刺激性食物，忌咖啡、巧克力、烟酒等。

5.进食时要细嚼慢咽，少量多餐，避免饱食，尤其忌睡前饱食。

### 😷 运动指导

1.养成餐后散步的习惯，可促进食物消化吸收，减轻反流症状。

2.非手术治疗的患者可适当参加一些轻柔、缓和的有氧运动，散步、太极拳、瑜伽等。

3.手术治疗的患者术后第二天即可下地活动，手术1个月以后可逐步恢复体力活动和锻炼，日常活动基本无太大影响，但须避免重体力活动和剧烈运动。

## >>> 不规则阴道出血，水样、血性和 米汤样白带，可能是妇科肿瘤

　　妇科肿瘤指的是发生在女性生殖系统的肿瘤，包括子宫、卵巢、阴道、输卵管、外阴等部位的肿瘤。妇科肿瘤有良恶性之分，像子宫肌瘤、卵巢囊肿等都属于良性肿瘤，恶变的概率比较小；宫颈癌、卵巢癌、子宫内膜癌、输卵管肿瘤等属于恶性肿瘤。女性朋友一定要多加注意，了解妇科肿瘤的早期症状，发现"报警信号"后尽早治疗，以争取最好的治疗效果。

### 😷 病症解析

　　**1.阴道不规则出血**：常表现为月经量增多，月经持续时间延长，不规则出血，淋漓不净；排出血水，血的颜色发生改变；停经1年以上又有阴道出血。

　　**2.白带异常**：正常的白带是白色糊状或蛋清样，清亮、无味的少量液体。如果白带量增多，出现脓样、血样及水样白带，或有臭味，则提示可能患了妇科肿瘤。

　　**3.下腹部出现肿块**：可生长在生殖器官的任何部位，多是本人偶然发现，可能有囊性感（即摸起来饱满、增大，像馒头的感觉），也可有实性感（即摸起来较硬，能感觉到肿块内是固体物质），软硬程度不同。

　　**4.下腹痛**：患者可出现不同程度的下腹痛，如果肿瘤压迫肛门，会有坠胀感。

　　**5.消化道症状**：在早期可能出现腹胀、食量减少、进食困难等消化道症状。

　　**6.大小便改变**：肿瘤压迫或侵犯膀胱和直肠，可引起排尿困难、尿液无法排出、尿频、血便、大便不畅、尿瘘（指女性生殖道与泌尿器官之间形成的异常通道，比如尿液不受控制地从阴道流出）或粪瘘（指生殖器官与肠道之间形成的异常通道，主要是指患者从阴道排气排便）等。

### 😷 急救处理方案

　　●**若是妇科良性肿瘤**：肿瘤较小者，定期观察即可；肿瘤较大者通过手术切除后，即可治愈。

　　●**妇科恶性肿瘤**：可配合医生采取手术、化疗、放疗等方法治疗。

## 日常照护

1.生活规律，劳逸结合，避免过度疲劳，尤其不要熬夜。

2.保持适宜的体重，避免体重过低或过高。

**体重指数（BMI）=现有体重（千克）÷[身高（米）]$^2$**

### 中国成年人体重指数标准

| 消瘦 | 正常 | 超重 | 肥胖 |
|------|------|------|------|
| <18.5 | 18.5~23.9 | 24~27.9 | ≥28 |

3.家属应陪伴、安慰患者，鼓励其宣泄内心感受，减轻恐惧和精神压力，保持积极乐观的心态，增强信心。

4.注意个人卫生，保持外阴清洁，勤换内衣内裤。

## 饮食调养

1.合理安排饮食，宜清淡、易消化、营养丰富，以增强体质。

2.多吃各种新鲜蔬果，选用富含淀粉和蛋白质的植物性主食。

3.减少脂肪摄入，肉类食物最好选择鱼、虾等水产及禽畜类瘦肉。

4.选择富含不饱和脂肪酸且氢化程度较低的植物油，如橄榄油、山茶油等。

5.注意饮食卫生，避免吃剩菜剩饭，尽量保证菜品新鲜。

6.戒烟酒，忌辛辣刺激性的食物。

**急救医生告诉你：**营养补充剂并不能减少癌症带来的危害，建议大多数患者尽量从饮食中获取各种营养成分，增强体质。

## 运动指导

1.术后尽早下床活动，可根据自己的实际情况，制定一个长远计划，循序渐进，从低运动强度开始，逐渐达至中等运动程度即可。

2.运动量要适宜，以锻炼后身体感到发热，轻微出汗，无疲劳感，身心感到轻松、舒畅，食欲和睡眠良好为宜，不可参与过激、过猛的运动。

3.要长期坚持，每周3~5次，每次30~60分钟。

**急救医生提醒你：**在锻炼过程中，如果出现发热、出血、疼痛等不适症状时，应立即停止运动，就医检查。

# >>> 大便表面带血，且不同程度反复多次出血， 可能是肠息肉

息肉就是一种异常生长的组织，长在人体组织的表面，那些长在肠黏膜表面的就是肠息肉。肠息肉主要分为炎症性和腺瘤性两种，前者治愈后可自行消失，后者一般不会自行消失，有恶变倾向。所以，建议大家了解此病的主要症状，及早发现，及早治疗，以免导致不良结果。

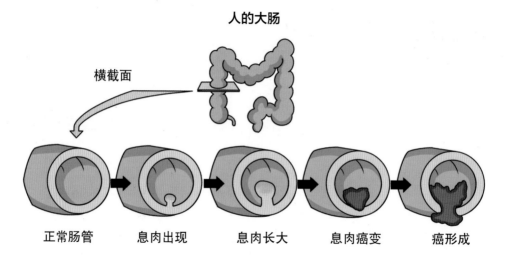

**人的大肠**

横截面

正常肠管　　息肉出现　　息肉长大　　息肉癌变　　癌形成

## ◉ 病症解析

**1.便血或出血：** 这是肠息肉最常见的症状，通常是间断性出血，量比较少，而且鲜血附着在大便表面，多呈鲜红色，可反复发作。

**2.排便习惯改变：** 有些患者便秘或便次增多，可能有里急后重的感觉，就是肚子不舒服，很想解大便，但是到了厕所又排不出来，或者拉了好几次还总感觉排不净，肛门有坠胀感；有些患者表现为腹泻，或腹泻与便秘交替出现；有些患者可出现大量黏液便或黏液血便，严重时会严重腹泻。

**3.腹痛：** 少数患者可有腹部闷胀不适、时隐时现的腹痛或间断性绞痛（就是痉挛性的剧烈疼痛并伴有闷塞的感觉）症状；如果出现持续性疼痛，则可能是引起了肠套叠或肠梗阻。

**如何区分肠息肉和肠癌**

| 鉴别要点 | 肠息肉 | 肠癌 |
|---|---|---|
| 便血 | 粪便和血液分开，多呈鲜红色 | 粪便和血液混合在一起，多呈暗红色，甚至黑便 |
| 排便习惯改变 | 可能出现大便形状异常的情况，也可能不出现 | 便秘和腹泻交替出现，且大多有里急后重感 |

### 急救处理方案

1.如果出现腹痛、便血、排便习惯改变，且持续时间超过1周，应尽快就医检查。

2.留意大便出血是同大便一起排出还是便后出血，就诊时告知医生。

3.确诊后，可进行药物治疗或手术切除。

### 日常照护

1.术后休息1~3天，生活规律，劳逸结合，避免过度疲劳，不熬夜。

2.养成定时排便的习惯，保持大便通畅；排便时要专心，且排便时间不宜过长；如发生便秘，必要时可使用缓泻剂。

**急救医生提醒你：** 有家族性息肉病者应在青少年时期就进行定期肠镜筛查；有结肠癌家族史者应在50岁开始定期筛查，以便早发现，早处理。

### 饮食调养

1.术后3天内宜进食流质、少渣半流质的高热量食物，如米糊、稀粥、藕粉、烂面条等，以后随病情改善逐步恢复正常饮食。

2.饮食宜清淡、低脂、高纤维，多喝水，多吃新鲜蔬果，避免便秘。

3.戒烟酒，忌食过咸、肥腻、生冷、辛辣、变质食物，以免刺激肠道黏膜。

### 运动指导

1.术后尽早下床活动，术后1周内避免过度体力活动。

2.痊愈后可根据自身情况进行适量的有氧运动，增强体质。

## >>> 程度不同的血尿，一侧腰部绞痛，并向下腹部 和会阴部放射，多是尿路结石所致

尿路结石，又称为尿石症，是泌尿系统各部位结石病的总称，可发生在肾、输尿管、膀胱、尿道的任何部位。

当结石在原发部位静止时，患者往往没有任何不适，或有轻微的腰腹坠胀感；只有当结石活动或下移时，才会引起患者的强烈反应。此时，必须及时就医治疗。

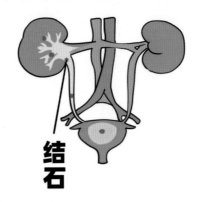

结石

### 📷 病症解析

**1.肾绞痛**：轻者会感觉腰部酸胀或不适，严重者一侧腰部或腹部突发疼痛，剧烈难忍，犹如刀绞样；疼痛感常向下腹部、腹股沟、大腿内侧放射；多在剧烈运动、劳动、坐长途乘车时突然发作。

**2.血尿**：患者有时在排尿过程中能看见肉眼血尿，尿液呈鲜红色、红茶叶水色或洗肉水色。

**3.排尿困难**：患者排尿变得很费力，尿流变细或尿流不连续，呈点滴状，射程变短，尿不尽；有的患者还会出现尿流中断甚至是尿潴留（指膀胱内充满尿液而不能正常排出），这种情况可能是患了膀胱和尿道结石。

**4.排尿疼痛**：尿道结石的男性患者排尿时会有明显的疼痛和压痛感，且痛感会放射至阴茎头部；如果是后尿道结石，则会阴和阴囊部也会疼痛。

**5.伴随症状**：肾绞痛的患者往往会伴有恶心、呕吐，甚至出现面色苍白、大汗淋漓、脉搏细数、血压下降等休克症状。

## ⊡ 急救处理方案

1.直径＜5毫米的结石：大多可通过多饮水，多排尿，让结石自行排出。每天补液量应在2000～3000毫升以上，使每天的尿量保持在2000～2500毫升以上，可将较小的结石排出体外；夜间加饮一次水，可稀释夜尿，减少结石形成。

2.直径5～10毫米的结石：可用药物排石，大量饮水，多做跳跃转动。

3.直径＞10毫米的结石：如体外冲击波碎石、腔镜取石、开放手术等。

## ⊡ 日常照护

1.术后注意休息，通过听音乐、深呼吸、肌肉放松等方式缓解疼痛；疼痛难忍时可遵医嘱服用镇痛药。

2.定时排尿，不要憋尿，以防尿液反流而引起尿路感染。

3.注意个人卫生，避免尿路感染。

4.避免服用会诱发结石形成的药物，如维生素C。

## ⊡ 饮食调养

| 尿路结石的性质 | 饮食建议 |
| --- | --- |
| 草酸盐结石 | 每天摄盐量＜5克，忌食菠菜、荠菜、油菜等草酸含量高的食物，少摄取牛奶、奶制品等含钙高的食物，少吃动物类蛋白，避免高糖、高脂饮食 |
| 尿酸盐结石 | 忌食高嘌呤食物，如动物内脏、各种肉皮、沙丁鱼、凤尾鱼、带皮鲱鱼等；多吃新鲜蔬果；戒酒 |
| 胱氨酸结石 | 少吃富含蛋氨酸的食物，如小麦、鱼、瘦肉、豆类、蘑菇等，多吃新鲜蔬果 |
| 磷酸盐结石 | 坚持低钙、低磷饮食，少食蛋黄、牛奶等 |
| 感染性结石 | 坚持低钙、低磷饮食，适当多吃些肉类食物 |

## ⊡ 运动指导

1.术后患者1个月内不能进行剧烈运动，6个月内不能从事重体力劳动。

2.痊愈后，可多活动，如慢跑、体操、散步等；体力好者可进行跳绳、打羽毛球、打篮球等跳跃性运动，有利于预防尿路结石的复发。

## >>> 无痛性、间歇性、肉眼全程暗红色血尿，
## 要警惕泌尿系统肿瘤

泌尿系统肿瘤是指发生于泌尿系统任意部位的肿瘤，包括肾（肾盂）、输尿管、膀胱、尿道肿瘤，对健康和生命的危害非常大。因此，了解泌尿系统肿瘤的典型症状，早发现、早治疗至关重要。

### 📷 病症解析

**1.无痛性肉眼血尿**：有的患者是排尿的全程都会出现肉眼可见的间歇性、无痛性血尿；有的患者是在排尿快结束时出现血尿；血尿内可含有碎小血块或长条状的血块；血尿的多少与持续时间不定。

**2.尿频、尿急、尿痛等**：部分患者有尿频、尿急、排尿疼痛、排尿困难、尿潴留（指膀胱内充满尿液而不能正常排出）、排尿不尽等症状，常与膀胱肿瘤、前列腺肿瘤及尿道肿瘤相关。

**3.腹痛、腰痛、肿块**：输尿管肿瘤常有腰腹部钝痛（痛感不尖锐，面积较大）、隐痛（时隐时现的疼痛）或绞痛（指痉挛性的剧烈疼痛，像刀绞一样）等，如果发现腰腹部肿块多为晚期。

### 📷 急救处理方案

当出现疑似症状时，应立即就医检查，一旦确诊，应积极配合医生通过手术及放化疗等方法进行治疗。

### 📷 病后护理

1.注意休息，避免劳累；发热时应给予降温处理。

2.多陪伴患者，减轻其精神压力，增强治疗的信心。

3.给予清淡、易消化、高蛋白、高维生素的食物，以改善全身营养状况。

4.多饮水，戒烟酒、浓茶、咖啡，忌食生冷、油腻、辛辣刺激性食物。

5.术后2~3天可下床活动；恢复期可根据自身情况适当锻炼，增强体质。

# 第四章

# 必须重视的疼痛，这是身体在『报警』

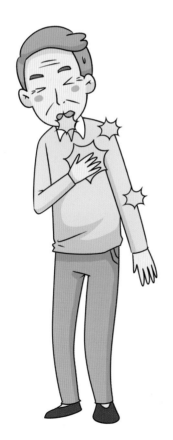

疼痛是疾病的一种常见反应，疼痛的性质、部位、程度、发病时间、持续时间等又存在着很大的差异。因此，很多人对一些能忍受的小痛常不以为意，殊不知，这些疼痛的感觉，正是身体向我们发出的『报警信号』。如果不重视，往往会拖成大病，造成日后治疗的困难。所以，一定要重视疼痛的信号，及时采取措施，不要等到晚了再追悔莫及。

# >>> 头痛非小事，
## 会惹大麻烦

头痛，顾名思义就是头部疼痛，是指眉毛以上向后到枕骨粗隆处。很多患者不清楚枕骨粗隆的具体位置，大致就是后脑勺附近，用手摸能明显感觉头部凸起的部位。导致头痛的原因很多，我用一个表格来给大家简要说明。

| 头痛原因 | 常见疾病 |
|---|---|
| 感染 | 脑膜炎、脑膜脑炎、脑炎、脑脓肿、颅内寄生虫感染、流行性感冒、肺炎等 |
| 血管病变 | 蛛网膜下腔出血、脑出血、脑血栓形成、脑栓塞、高血压脑病、脑供血不足、脑血管畸形等 |
| 占位性病变 | 颅脑肿瘤、颅内转移癌、炎性脱髓鞘假瘤等 |
| 头面、颈部神经病变 | 三叉神经痛、舌咽神经痛、枕神经痛、球后视神经炎、颈椎病 |
| 全身性疾病 | 高血压病、贫血、肺性脑病、中暑等 |
| 颅脑外伤 | 脑震荡、脑挫伤、硬膜下血肿、颅内血肿、脑外伤后遗症 |
| 毒物及药物中毒 | 酒精、一氧化碳、有机磷、药物等中毒 |
| 内环境紊乱及精神因素 | 月经期及绝经期头痛、神经症、癔症性头痛 |

至于引发头痛的原因，是一个比较深奥的理论体系，在此不过多讲解，大家只要知道头痛的发生与六点有关就可以了。

1.血管扩张。

2.血管被牵引或伸展。

3.脑膜的刺激。

4.神经的刺激。

5.附近器官的牵涉。

6.头颈部肌肉收缩。

在临床上，医院都有一套严格的诊断流程，我们可以通过流程图了解一下。

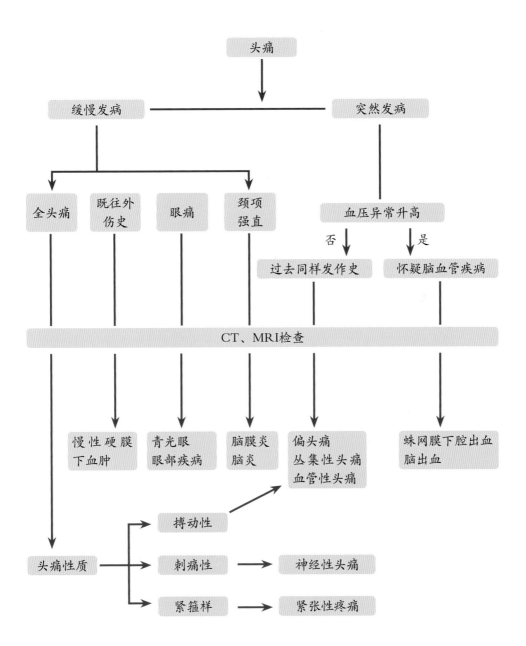

头痛是临床上一种常见的症状,很多原因都可以引发头痛,这一点我已经给大家讲过了。通过头痛诊断流程图,再加上相关的检查,基本可以判定头痛的病因了。当然,不同的疾病引发的头痛类型不一样,这就要根据相关病症进一步分析了。为了精准有效地指导读者识别大病信号,获取救命时间,我挑了几种临床上发病概率较大的疾病来讲,平时多了解,病后不慌张。

## 头剧烈疼痛，伴有发热、呕吐、意识障碍、脑膜刺激征，考虑脑炎或脑膜炎

脑炎和脑膜炎都是一种中枢神经系统感染性疾病，二者有着相似的临床表现，经常被人们混淆，事实上两者有本质的区别。

脑炎：是指脑实质或脊髓的炎症。

脑膜炎：是指脑膜或脊髓膜的炎症。

### 📷 病症解析

|  | 先兆症状 | 发作时的症状 |
|---|---|---|
| 脑炎 | ·发热、头痛、乏力、食欲下降、恶心、呕吐等感冒症状；<br>·脑膜刺激征较轻 | ·意识模糊、嗜睡、昏迷等不同程度意识障碍；<br>·肢体麻木、活动差或瘫痪，视力障碍，眼肌瘫痪等；<br>·高热、惊厥、呼吸衰竭等 |
| 脑膜炎 | ·发热、头痛、乏力、全身酸痛、食欲下降、恶心、呕吐等感冒症状；<br>·烦躁、精神差、呆滞等意识状态改变 | ·寒战、高热或呼吸道感染；<br>·剧烈头痛，频繁呕吐，极度烦躁，颈项强直等脑膜刺激征；<br>·严重的患者会有嗜睡、昏迷、癫痫、视力下降、面部麻木、呼吸衰竭等症状 |

### 📷 急救处理方案

1.立即进行隔离，避免传染。

2.让患者侧卧，昏迷患者应头高脚低，避免舌根后坠阻碍通气；及时清理口中呕吐物，以免误吸入气道。

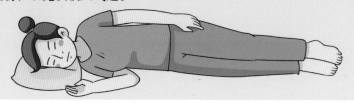

3.密切观察病情变化和生命体征,检查皮肤、黏膜,观察有无出血点。

4.如果家中备有磺胺类药物,可以立即给予服用,进行抗感染治疗。

5.进行必要的对症支持治疗:高热可以用温水擦浴,吃退热药;头痛剧烈可以给予镇痛;呼吸不畅或昏迷者可以给予吸氧或人工辅助呼吸。

6.患者抽搐时应迅速清除其周围有危险的物品。

## 日常照护

1.患者要绝对卧床休息,头部抬高15°~30°,必要时加床栏,躁动厉害、精神症状明显者必要时约束四肢。

2.病室保持安静,定时通风、消毒,避免强光刺激。

3.高热患者要及时降温,出汗后及时更换衣物。

4.及时清除呕吐物,保证呼吸道畅通;呕吐后勤漱口,预防口腔感染。

5.做好皮肤护理,及时清除大小便,保持臀部干燥,防止泌尿系感染。

6.意识障碍时间比较长的患者,要勤翻身、叩背,可使用气垫床,预防褥疮和肺炎的发生。

7.定期门诊复查,出现发热、头痛、呕吐及精神症状时及时就诊。

## 饮食调养

1.鼓励患者多饮水,必要时静脉补液,维持水电解质平衡。

2.饮食宜清淡、富含营养,给予高蛋白、高热量、富含维生素、低盐、低脂、易消化的流质或半流质饮食;多吃蔬菜、水果及含碘食物,注意营养均衡。

3.少食多餐,防止呕吐的发生。

4.昏迷或吞咽困难者可给予鼻饲饮食。

5.频繁呕吐不能进食者,可通过静脉输液补充营养。

## 运动指导

1.病情稳定后,尽早帮助患者进行肢体的被动或主动功能训练,以减少后遗症的发生,注意循序渐进,采取保护措施,防止受伤。

2.恢复期,在身体条件允许的情况下进行适量运动或力所能及的家务劳动,以增强体质,提高免疫力。

## 突发头痛，伴头晕、呕吐、语言和肢体障碍等，可能是脑出血

脑出血，又称出血性脑卒中，是指非外伤性脑实质内血管破裂引起的出血。患者往往因为情绪激动、用力过猛、气候变化、过度饮酒、吸烟、血压波动、过度劳累等因素突然发病，早期死亡率很高，幸存者也往往留有不同程度的后遗症。所以，当突然发病时，采取正确的急救措施对挽救生命、减轻伤害非常重要。

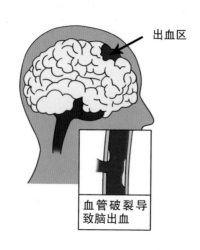

出血区

血管破裂导致脑出血

### 📋 病症解析

#### ◆先兆症状

多数患者无明显先兆症状，少数患者可能有头痛、头晕、肢体无力等症状。

#### ◆发病时的典型症状

1.**突然剧烈的头痛**：这是脑出血的首发症状，刚开始疼痛的部位通常就是出血部位，随着颅内压力增高，疼痛可以发展到整个头部；常伴有头晕。

2.**呕吐**：约一半的患者会发生呕吐，严重者伴有大小便失禁。

3.**语言障碍**：讲话困难，口齿不清，或难以听懂别人的话。

4.**运动障碍**：以偏瘫为多见，身体一侧的面部、四肢可能突然麻木、无力

或瘫痪;行走困难,可能会绊倒或头晕,失去平衡能力和协调能力。

**5.意识障碍:** 严重者嗜睡或昏迷,程度与出血部位、出血量和速度有关。

**6.视力障碍:** 突然单眼或双眼的视觉模糊或变黑,或者出现视物双影;瞳孔不一样大,眼球活动障碍;急性期常常两眼凝视大脑的出血侧(即凝视麻痹)。

## 😀 急救处理方案

如果疑似发生了脑出血,应立即拨打120,并采取如下措施:

1.记下发病时间,以便医生询问。

2.让患者侧卧,将头肩部抬高,以减少头部血管压力。

3.对意识清醒的患者,要冷静地安慰,缓解其紧张情绪。

4.患者头偏向一侧,解开衣领、内衣、腰带等,清理口中异物,如假牙、呕吐物等,保证呼吸道通畅。一旦窒息,应尽快掏净口腔,并进行人工呼吸。

5.天冷时注意保暖,天热时注意降温;可用冷毛巾覆盖患者头部,因血管在遇冷时收缩,可减少出血量。

6.患者如果没有呼吸,要立即进行心肺复苏;如果患者发出强烈鼾声,表示其舌根已经下坠,可用手帕或纱布包住患者舌头,轻轻向外拉出。

7.如需自行搬运患者,要保证途中患者平稳,尽量避免颠簸。具体的方法是:一人托住患者头、肩部,一人托住患者背、臀部,再另有人托起患者腿,几人一起用力,平抬患者至硬木板床或担架上,注意要保证水平移动。切勿抱、拖、背、扛患者。

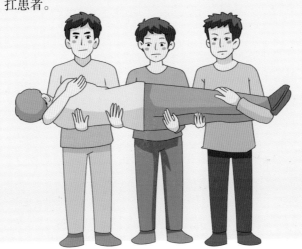

## ⊟ 日常照护

1.绝对卧床休息1～4周,头部垫高15°～30°,以减轻脑水肿。

2.减少不必要的搬动,翻身、吸痰等动作要轻柔。

3.保持情绪稳定、心情舒畅,避免紧张、激动、忧虑等情绪刺激,减少探视。

4.保持大便通畅,避免用力咳嗽,防止再出血。

5.长期卧床生活不能自理的患者,应做好口腔清洁,预防口腔感染;定期用温水给患者擦身;衣物及床单要勤换、勤洗,保持清洁干燥;每天定时翻身、拍背。

6.注意保持患侧的功能位置,防止患侧肢体受压、畸形、垂足等情况发生。对已偏废的上肢应用三角巾吊起,防止脱臼。

7.呕吐频繁或口角流涎严重者,头偏向一侧,防止发生窒息和吸入性肺炎。

8.防寒避暑,随天气变化及时为患者增减衣物,并调节室内温度。

9.定期复查,遵医嘱正确服药,进行血压监测,推荐血压控制目标不超过140／90毫米汞柱,防止脑出血复发。

## ⊟ 饮食调养

1.饮食宜清淡、多样化,以高蛋白、高维素、低脂、低糖、低盐为原则。

2.昏迷或有吞咽障碍者,发病第2～3天应遵医嘱进行胃管鼻饲,并发消化道出血或有呕吐者暂时禁食。

3.多吃新鲜深色蔬果,以补充维生素C、钙、镁、钾、碘等对血管有保护作用的营养素。

4.忌食容易胀气的食物,如大豆及豆制品、红薯、南瓜、萝卜等。

5.进食有节制,避免过饱,更不能暴饮暴食。

6.戒烟酒。

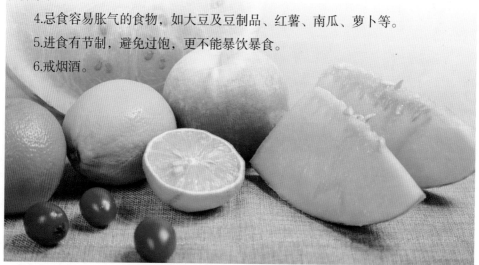

⊕ **运动指导**

1.后遗症较轻、肌力尚存的患者:选择一些动作缓和、运动量小的运动项目,比如散步、打太极拳等。

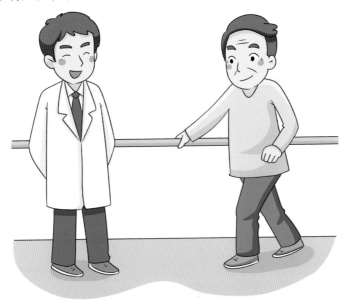

2.肢体完全瘫痪,肌力全无的患者:可进行按摩或做被动运动。

●**按摩**:一般从肢体末梢向心脏的方向按摩,每个肢体按摩5分钟,一天按摩2次,有助于静脉和淋巴的回流。

●**被动运动**:就是使患肢关节在旁人的辅助下运动,先做大关节,后做小关节,运动幅度要遵循由小渐大的原则,要求肢体活动充分,合理适度,避免造成肌肉、关节损伤。同时嘱咐患者配合用力,尽量使瘫痪的肌肉收缩,每天2~4次,每次5~30分钟,这样可促进患肢神经功能的恢复。

3.口角歪斜者:鼓励患者多做眼、嘴、脸部运动,并经常进行局部按摩。

4.语言障碍的患者:诱导和鼓励其说话,可以从日常用语开始,耐心纠正发音,从简到繁,比如可以先从1个字开始,逐渐增加到1个词、1个短句等,循序渐进,反复练习,坚持不懈。

**急救医生提醒你:**进行康复训练时,应根据患者的病情,本着宁小勿大的原则,制定相应的运动方法和运动量,千万不能操之过急或运动量过大,否则不仅影响康复效果,还容易导致复发。

# 突然剧烈头痛、恶心、喷射性呕吐、颈项强直，
# 可能是蛛网膜下腔出血

蛛网膜下腔出血是临床上一种非常严重的危急症，是由于脑底部或脑表面的病变血管破裂，血液直接流入蛛网膜下腔引起的，约占急性脑卒中的10%。

人脑的表面有三层被膜，从外到里依次是：硬脑膜→蛛网膜→软脑膜。蛛网膜极薄，是半透明的，因为上面布满像蜘蛛网一样的血管，所以把它作做蛛网膜。蛛网膜和软脑膜之间的间隙，就叫蛛网膜下腔，供应大脑血液的大血管和所有的脑神经都是在蛛网膜下腔中穿行的。所以，只要脑血管破裂，血液首先就会流入蛛网膜下腔，称为蛛网膜下腔出血。

这个病致残、致死率很高，需要大家特别重视。

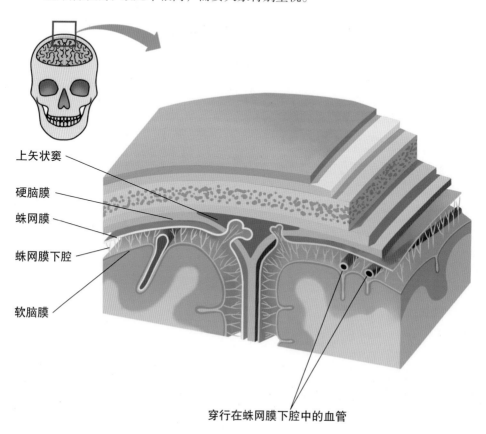

上矢状窦

硬脑膜

蛛网膜

蛛网膜下腔

软脑膜

穿行在蛛网膜下腔中的血管

## 🔲 病症解析

### ◆先兆症状

部分患者发病前数日或数周内会有反复发作的头痛、头晕、视力改变或脖子僵直等症状。

### ◆典型症状

**1.突然剧烈头痛**：这是蛛网膜下腔出血最典型的症状,患者会突然感觉剧烈的头痛,又痛又胀,或者像要爆裂一样地疼痛,难以忍受,甚至痛得浑身出冷汗,并且疼痛会持续加重,无法缓解。疼痛的部位可以是局部痛,也可以是全头痛,有时后颈、肩背等部位也会疼痛。

**2.恶心、呕吐**：大多数患者会出现恶心、呕吐,多为喷射性呕吐（即呕吐剧烈、呕吐物喷出的距离比较远、比较快速）,少数患者呕吐咖啡样液体。

**3.颈项强直**：患者弯曲颈部的时候有困难,平卧时,头部前屈,下颌不能触及胸骨柄,下颌与胸骨柄间的距离越大,说明颈强直的程度越严重。

**4.伴或不伴意识障碍**：多数患者神志清醒,但会烦躁不安;有些患者会出现短暂的意识丧失,症状的轻重取决于出血的部位、出血量的多少及脑损害的程度,并且与发病年龄有关。

**急救医生提醒你：**蛛网膜下腔出血在发病时多有明显诱因,如剧烈运动、情绪激动、用力咳嗽或排便、饮酒、跌倒、搬重物等。

## 🔲 急救处理方案

1.及时送医或拨打120急救电话,并记下发病时间,以便医生询问。

2.让患者侧卧,头高脚低,昏迷患者应将头歪向一侧,避免舌根后坠阻碍通气;如果发生呕吐,则应及时清理口中呕吐物,以免误吸。

3.神志清醒的患者,要尽量安慰,避免情绪紧张、激动或用力。

4.如果是自行送医,则在运送过程中患者应尽量保持平卧位,避免头部震动。

5.如果就诊医院不具备手术条件,须转院时,应有医务人员护送并随时观察病情变化,随时采取必要措施。

## ⊟ 日常照护

1.患者术后应绝对卧床休息4～6周，可将床头抬高15°～30°，避免搬动和过早离床，并避免一切引起血压或颅内压增高的因素，比如头部震动、用力咳嗽、打喷嚏、情绪激动、用力排便、疼痛及恐惧等。

2.居室应安静，温湿度适宜，光线柔和，避免不良刺激，以免影响患者休养。

3.多鼓励患者，要调整好心态，保持情绪稳定，避免情绪激动。

4.不蹲便，保持大便通畅，预防便秘；便秘时不要用力排便，必要时可遵医嘱使用开塞露等缓泻剂。

5.注意清洁卫生，勤换衣物、被褥，定时翻身、叩背，防止发生褥疮。

6.注意监测血压，避免出现血压过高或剧烈波动，有突然头痛、呕吐等症状时，应及时就医。

7.遵医嘱坚持服用药物，按照医生建议的复查时间按时复查。

## ⊟ 饮食调养

1.急性期：须遵医嘱暂时禁食。

2.手术24～48小时后：

● 给予低盐、低脂、高蛋白、高维生素、高膳食纤维且易消化的饮食。

● 消化不好者，可吃些果汁和菜泥，也可用温开水冲适量蜂蜜口服。

● 吞咽困难、昏迷的患者可给予鼻饲饮食。

● 细嚼慢咽，少食多餐，不可过饱，以免腹压增加导致颅内压增高。

● 每天饮水量保持在1500毫升左右，以免水钠潴留加重脑水肿。

● 戒烟酒，忌食油炸、煎炒及辛辣刺激性食物。

## ⊟ 运动指导

1.术后4～6周：卧床休息，不可过早活动。

2.卧床4～6周后：可起床活动，注意动作要缓慢，避免突然改变体位；然后逐渐增加活动量，可用左手转动两个健身球，以促进大脑功能恢复。

3.术后6个月内：

● 不能进行剧烈运动和重体力劳动。

● 根据自身情况，进行适宜运动，如散步、打太极拳等，以促进血液循环。

# 头痛、头晕、口眼㖞斜、一侧身体偏瘫或晕厥，是急性脑梗死

急性脑梗死，又称缺血性脑卒中，是由缺血、缺氧导致的脑组织缺血性坏死或软化，约占全部急性脑血管病的70%，以中老年患者多见。脑梗死的致死率、致残率也很高，发病时需及时做出判断，并采取正确有效的处理措施可减少伤害。

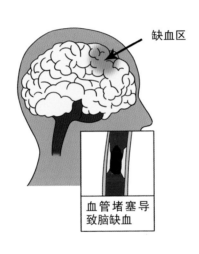

缺血区

血管堵塞导致脑缺血

## 📋 病症解析

### ◆ 先兆症状

部分患者脑梗死发作前，会出现头晕、眼前发黑等症状，偶尔会感觉身体不同部位出现一阵一阵的麻木，或者肢体行动不利。

### ◆ 典型症状

急性脑梗死起病突然，常于安静休息或睡眠时发病，起病在数小时或1~2天内达到高峰。有一个简单实用的方法可以帮助大家快速识别脑梗死，就是"卒中120"要诀。

"1"是指看1张脸：脸部一侧发生面瘫，无法微笑，口眼㖞斜，流口水或食物从嘴角流出。

"2"是指查2只胳膊：一侧或双侧手臂无法顺利平举，肢体无力、麻木。

"0"是指聆听语言：说话含糊不清，舌头发硬或麻木。

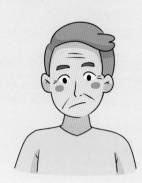
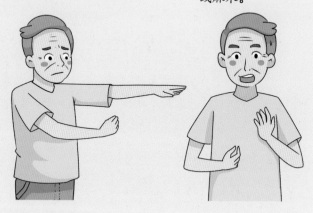

除了上述最常见的症状表现外，部分脑梗死患者还会出现以下症状：

**1.头痛：**患者会感觉到头痛，特别是与平时不同的剧烈或持续性头痛。

**2.眩晕：**突然天旋地转，常伴有耳鸣、恶心、呕吐，严重者有不同程度的神志不清。

**3.突发视力障碍：**双眼向一侧凝视，一侧或双眼短暂的视物不清，或短暂的眼前发黑，或眼前突然有飞过一只蚊子的感觉。

**4.偏瘫：**突发一侧肢体无力或活动不灵，步态不稳或没有先兆的突然跌倒。

**5.进食困难：**突然吞咽困难、饮水呛咳等。

## 📻 急救处理方案

当出现脑梗死症状后，应立即送医或拨打120急救电话，同时做好院前急救：

1.立即查看时间，症状出现的时间就是发病时间，这对于医生采取何种急救措施非常重要。

2.患者若意识清楚，可让其仰卧，头部略向后，不垫枕头；患者若无意识，应维持昏睡体位，头部不垫枕头；盖上棉毯以保暖。

3.患者呕吐时:脸朝向一侧,让其吐出或助其清除呕吐物,保持呼吸道通畅;有假牙者,要取出假牙。

4.患者抽搐时:迅速清除其周围有危险的物品。

5.急救者到达后,要将病情准确地转告医生,如发作的具体时间、是否呕吐、意识情况、病情是否恶化、是否服用药物等。

**急救医生提醒你:** 对脑梗死患者,切忌采取这些动作:摇晃头部、垫高枕头、向前向后弯动或转动头部、头部震动等,以免加重病情。

## 🔗 日常照护

1.卧床休息,取平卧或头稍低位,头部禁用冰袋。

2.帮助患者克服急躁心理和悲观情绪,按时服药、观察病情、定期复查。

3.将日常用品放在患者健侧随手可及处。

4.做好口腔、皮肤护理,保持衣物清洁、干燥。

5.每2小时翻身、拍背和被动活动瘫痪肢体,预防压疮。

6.保持大小便通畅,3日内未解大便或大便次数增多者,应通知医生处理。

7.戒烟酒;按时作息,保持良好的生活规律,控制好血压。

## 🔗 饮食调养

1.饮食应清淡、高蛋白、富含维生素、低盐、低脂,多食用全谷类和蔬菜水果,营养均衡,不要过度偏向于某种营养。

2.能吞咽的患者:可选择软饭、半流质或糊状、冻状的黏稠食物,避免粗糙、干硬、辛辣刺激性食物。

3.吞咽困难的患者:遵医嘱胃管鼻饲,并做好留置胃管的护理。

4.少量多次地补充水分,可防止血液浓缩和黏稠,预防脑血栓形成。

## 🔗 运动指导

1.原则上不限制活动,鼓励患者早日离床活动,保持肢体功能位。

2.积极开展各项康复措施,辅助肢体功能训练和语言训练,具体方法可参考75页。

## 血压急剧升高，伴剧烈头痛、呕吐、黑矇、抽搐、意识障碍，警惕高血压脑病

高血压脑病是高血压并发症之一，指在原来高血压的基础上，血压进一步升高，可达200～260／140～180毫米汞柱。此病起病急，进展快，以脑部损害最为突出，必须及时抢救，如果迅速进行降压治疗，可以不留任何后遗症。

### 📷 病症解析

#### ◆先兆症状

1.**血压升高**：高血压患者血压控制不稳，波动大，有持续升高的趋势。

2.**头痛**：这是高血压脑病的早期症状，有的患者是后枕部疼痛，有的则是全头痛，清晨时头痛最明显，当情绪紧张、咳嗽及用力时头痛会加重。

#### ◆典型症状

1.**动脉压升高**：血压突然迅速升高，中心动脉压＞140毫米汞柱。

2.**剧烈头痛**：患者会感觉到剧烈的头痛，有的是单侧头痛，有的是后枕部疼痛，有的则是整个头都痛，而且头痛程度持续加重，伴有恶心、呕吐，有时呈喷射性（即呕吐剧烈，呕吐物喷出的距离比较远、比较快速）、颈部僵直、活动受限。

3.**意识障碍**：头痛数小时后出现不同程度的意识障碍，如烦躁不安、兴奋、精神萎靡、木僵（即言语、动作明显减少，且缓慢迟钝，严重时全身肌肉紧张，呆坐、呆立或卧床不动，面无表情等）、嗜睡、精神错乱，甚至昏迷。

4.**视力障碍**：患者一侧或双侧眼睛会缺失一半的视野，或者眼前发黑，有时也可出现全盲等。

5.**癫痫**：意识丧失、全身僵直、抽搐，严重者会出现癫痫连续状态。

6.**其他脑机能障碍**：患者有时还会出现一过性偏瘫（即肢体突然发生偏瘫，短时间内又恢复正常）、偏身麻木、言语不清、说话困难等症状。

## 🚑 急救处理方案

1.开窗通气,保证空气流通,并保证周围环境的安静,稳定患者的情绪。

2.患者半卧位,或者平卧位时头部抬高,头部偏向一侧,及时清理呕吐物,保证呼吸道通畅。

3.动作要轻柔缓慢,不能对患者进行随意的挪动或对身体进行按压等。

4.迅速降低血压,可口服卡托普利(12.5毫克)或硝苯地平(5毫克),然后监测血压,等医务人员赶到,再进行静脉给药降压。

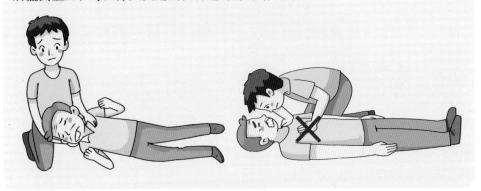

## 🚑 日常照护

1.绝对卧床休息,头高位,保持呼吸道通畅,必要时吸氧。

2.注意防暑防寒,合理安排作息时间,避免过度劳累和一切不良刺激。

3.密切观察血压的变化,定时测量,严格遵医嘱用药,控制好血压。

## 🚑 饮食调养

1.饮食宜清淡、易消化,保证低盐、低脂、低热量、低胆固醇。

2.多吃新鲜蔬果,多吃富含钙、钾元素的食物,如蘑菇、香蕉等。

3.肥胖者应限制热能摄入,积极减重。

4.戒烟酒,忌咖啡、浓茶等刺激性饮料。

## 🚑 运动指导

1.血压稳定后,可慢慢下床活动。

2.恢复正常后,可根据血压控制情况进行有氧运动,比如散步、打太极拳等,每周3~5次,每次30~40分钟,对维持血压稳定最有利。

## 一侧搏动性头痛，反复发作，常伴有恶心、呕吐等，多是偏头痛

　　偏头痛就是指大多发生头部一侧的头痛，严重时会两侧都痛。很多患者在青春期就发病了，到中青年时期偏头痛的发作会更为频繁，疼痛也更剧烈。而且，偏头痛还特别"偏爱"女性，患者中大部分都是女性。偏头痛虽然不会威胁生命，但发作起来非常痛苦，严重影响患者正常的工作、学习和生活。所以，大家应了解其发病症状，尽早进行治疗。

### 😵 病症解析

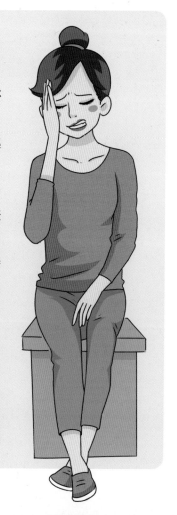

#### ◆先兆症状

　　普通偏头痛发作前无先兆，而典型偏头痛则多有家族史，且发作时也会有一些先兆症状。

　　**1.发作前数小时至数日：**可有倦怠、注意力不集中、打哈欠、颈部僵硬、便秘等先兆症状。

　　**2.在头痛发作之前或头痛发生时：**视觉会慢慢出现异常，比如眼前有暗点、闪光，视物模糊或视力丧失，亮点亮线或视物变成"之"字形等，并逐渐向周边扩展。这些症状一般在5～20分钟内逐渐形成，持续时间不超过60分钟。

#### ◆典型症状

　　**1.头痛：**患者会感觉头部的额颞部（即额头和太阳穴的位置）及眼眶后部一跳一跳的疼痛，且疼痛比较剧烈，多为锐利性疼痛，如刀割样或针刺样。然后，疼痛会向头部的一侧或全头部扩散。散步、爬楼梯等日常体力活动时会加剧头痛；安静、睡眠时头痛

可缓解。疼痛一般在1~2小时达到高峰,持续4~72小时,反复发作。

**2.伴随症状:**头痛时常伴有恶心和（或）呕吐、怕光线刺激、怕噪声、怕浓烈的气味、面色苍白或出汗、容易生气和发怒、疲劳乏力、多尿等。

## 🔲 急救处理方案

偏头痛属于自限性疾病,不能根治,所以当出现先兆症状或头痛开始时,应立即服用镇痛药,可减轻症状。

1.轻症:可选阿司匹林、布洛芬,每天2~3次。

2.重症:可服用麦角胺咖啡因片,开始服1片,每隔半小时再服1片,每天不超过4片。活动期溃疡病、高血压、肝肾疾病、甲亢、冠心病、心肌缺血、闭塞性血栓性脉管炎患者以及孕妇忌用。

3.头痛严重、服用麦角胺无效时,可用盐酸可待因。

4.恶心、呕吐者可合用止吐剂,呕吐严重者可使用小剂量氯丙嗪。

5.烦躁失眠者可用苯二氮䓬类药物,如艾司唑仑、三唑仑等,促使患者镇静或入睡。

**急救医生提醒你:**偏头痛一旦发作,越早用药越好,从小剂量开始服用,在医生指导下缓慢加量至合适剂量,不能自作主张,随意加量或换药。

## 🔲 日常照护

1.保持规律的作息,保证充足的睡眠,但不要过度。

2.头痛时,可在安静、黑暗的房间里休息。

3.用毛巾包裹冰袋,放在颈后部,并轻按头皮上的头痛部位,可缓解头痛。

4.保持良好心态,缓解压力,心情舒畅,精神愉快,可减少偏头痛的发生。

5.避免生活中的一切刺激因素,比如强光线的直接刺激,噪声,浓烈的气味（如香水味、油漆味、二手烟等）,睡眠不足,强烈的体力活动,进食奶酪、巧克力等食物,服用避孕药、硝酸甘油等药物,情绪紧张、忧虑等。

### ☺ 饮食调养

<table>
<tr><td>

**这些食物要避免食用**

- **乳制品**：牛奶、羊奶、奶酪、乳酸饮料等。
- **肉蛋类**：牛肉、猪肉、鸡肉、鱼肉、鸡蛋等。
- **小麦类**：精制的面包、面食等。
- **柑橘类水果**：橘子、柚子、橙子、芦柑等。
- **核果类**：桃、杏、李、樱桃、梅子等。
- **酒和含酒精的饮料**：特别是红葡萄酒。
- **含咖啡因的饮料**：咖啡、茶、可乐等。
- **添加剂**：谷氨酸钠、代糖、亚硝酸盐等。
- **其他**：巧克力、花生、香蕉、苹果、番茄、洋葱、玉米等。

</td><td>

**有助减轻头痛的食物**

- **富含B族维生素的食物**：大豆、菌菇类等。
- **富含维生素C的食物**：猕猴桃、芥菜、西蓝花、圆白菜、大枣等。
- **富含镁元素的食物**：豆腐、花椰菜以及葵花子、杏仁、腰果、榛子等坚果。

</td></tr>
</table>

### ☺ 运动指导

运动能增强血管的韧性和弹性，改善血管舒缩功能。因此，建议偏头痛患者日常进行适度的运动锻炼。

1.可适当增加户外有氧运动，如慢跑、散步、游泳、打太极拳等。

2.加强呼吸训练、调息的运动，如瑜伽、冥想、腹式呼吸等，可帮助患者稳定自主神经功能，减缓焦虑、肌肉紧绷等症状。

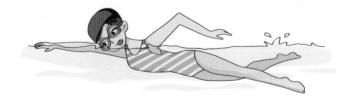

3.放松肩颈部的运动：

●弯曲颈部：抬起下巴将头弯向左面，保持10秒，复原后再弯向右面，反复数次。

●耸肩：慢慢耸起双肩靠近耳朵，保持10秒，复原，反复做数次。

## 持续性头痛、压迫感、沉重感或紧箍感,部位不定,可能是神经性头痛

神经性头痛,也叫功能性头痛,多由精神紧张、生气引起,容易反复发作,严重影响患者的生活质量和身体健康。所以,一定要早发现,早采取措施。

### 📷 病症解析

**1.持续性的头痛:**患者会感觉头部持续性的闷痛,即疼痛伴有郁闷不舒的感觉,好像头部压着东西,很沉重,或者头部有紧箍感,像戴了帽子一样,头皮不舒服。严重的患者,头痛可以持续一整天,总之,头痛发作的时间要多于不痛的时间。头痛强度为轻度至中度疼痛,会因情绪激动、愤怒、失眠、焦虑或抑郁等而使头痛加剧。

**2.头痛部位:**多为两颞侧、后枕部、头顶部或全头部,有的甚至波及肩颈部;部分患者用手按压颈枕两侧或两颞侧,会有明显的疼痛。

### 📷 处理方案

1.让患者立即休息,不要乱动,保证睡眠。

2.轻度患者:鼓励患者调整情绪,并通过深呼吸、瑜伽、洗热水澡等方法,逐步放松肌肉和情绪,有助于缓解头痛。

3.严重的患者:建议结合以上方法并适当服用镇静安神的药物。

### 🔄 病后护理

1.头痛严重时,尽量卧床休息,家属帮助其消除紧张、焦虑等不良情绪。

2.平时注意劳逸结合,避免过度劳累,少熬夜,保证充足的睡眠。

3.注意保持正确的姿势,不要长期低头伏案工作或学习。

4.饮食要有规律、清淡、有营养;戒烟酒,忌食肥甘厚腻及易过敏的食物。

5.平时应进行适度的运动锻炼,每周3~5次,每次30分钟。

## >>> 拉响胸痛警报器，
## 这是大病的信号

胸痛，就是主观感觉胸部疼痛，是临床上一种常见而又能危及生命的病症。造成胸痛的原因复杂多样，涉及心脏、血管、食管、呼吸系统等，所以，胸痛的表现形式及疼痛程度也不一样，有刺痛、锐痛、钝痛、闷痛、灼痛、隐痛、压榨样痛或压迫感等，有的疼痛仅局限于胸部，有的则向其他部位放射，有的与呼吸和运动有关，有的则在静息状态下也会胸痛。

正因为如此，胸痛的确诊难度大，危险性也存在较大的差异，下面我们就先来了解一下导致胸痛的病因都有哪些。

| 胸痛原因 | 常见疾病 |
| --- | --- |
| 心血管疾病 | 急性心肌梗死、急性冠状动脉缺血、冠状动脉痉挛、心脏压塞、心绞痛、心肌炎、急性心包炎、瓣膜病、二尖瓣脱垂、主动脉夹层、主动脉狭窄、肥厚性心肌病、肺梗死、肺动脉高压、心脏神经官能症等 |
| 呼吸系统疾病 | 胸膜炎、胸膜肿瘤、自发性气胸、肺炎、急性气管/支气管炎、肺癌等 |
| 消化道疾病 | 食管破裂、食管贲门撕裂、食管炎、食管裂孔疝、食管痉挛、食管反流、食管癌、消化性溃疡、胆囊炎、胆道痉挛、胰腺炎等 |
| 胸壁疾病 | 急性皮炎、皮下蜂窝织炎、流行性胸痛、肌炎、肋软骨炎、肋骨骨折、多发性骨髓瘤、非特异性胸壁痛等 |
| 纵隔疾病 | 纵隔炎、纵隔脓肿、纵隔肿瘤等 |
| 神经疾病 | 神经根压迫、肋间神经炎、胸廓出口综合征、带状疱疹、治疗后神经痛等 |
| 其他 | 膈下脓肿、肝脓肿、脾梗死等 |

由上表可见，引发胸痛的原因很多，有些胸痛更是急病、重病的征兆，非常危险。所以，建议大家，不管是经常出现胸痛，还是突发的急性胸痛，都要重视起来，尽早就医检查，以便更好地预防一些大病或提早治疗。

现在很多医院里设有专门的胸痛中心,是为紧急治疗非外伤性急性胸痛疾病而设立的,比如心肌梗死、心绞痛、急性心肌缺血、急性主动脉夹层、张力性气胸、急性肺栓塞等,这些危急症引发的胸痛在短时间内就可能致命。所以,当发生胸痛且不明确病因的情况下,可以优先就诊于胸痛中心。对于急性胸痛,胸痛中心都有一套严格的诊断流程,大家可以了解一下。

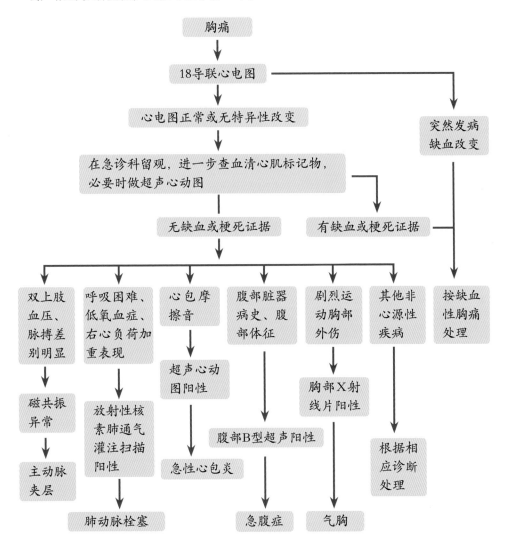

通过这个流程图,大家已经对急性胸痛的诊断流程有了清晰的了解,下面我挑了几种临床上最常见的引发胸痛的疾病,给大家详细介绍一下发病时的典型症状,以便当疾病来临时能迅速做出判断,采取及时、正确的措施,把风险降到最低。

> ## 持续的胸骨后或心前区压榨性疼痛，
> ## 可放射至肩、背、颌部，多是心肌梗死的表现

在临床上，心肌梗死是最危重的一种心脏急症，是由冠状动脉急性、持续性缺血缺氧引起的心肌坏死，发病急骤，病情凶险，死亡率高。不过，如果在心肌梗死刚刚发作的几分钟内采取正确的现场急救措施，往往能使病人转危为安。所以，大家有必要了解心肌梗死发作的症状，以便及时做出判断，争分夺秒，就地抢救。

### 📻 病症解析

#### ◆先兆症状

1.当劳累、生气、激动后出现牙痛、下颌痛，而且这种痛累及多颗牙齿，就可能是心肌梗死前兆。

2.感觉有上腹痛、饱胀感、恶心、呕吐等不适症状，并且持续加重，特别是活动量增加时这些不适症状反复出现，则可能预示心肌梗死发作。

3.左肩、左手臂内侧出现钝痛（即疼痛并没有尖锐的、针刺的感觉，痛点不固定），有时痛感会从左肩臂延伸放射到左手的小指和无名指，若同时伴有胸闷、吸气费劲或难受，则要警惕心肌梗死发作。

4.出现疼痛转移现象，比如昨天后背痛，今天牙痛，或是昨天后背痛，今天不痛了等等，都要警惕心肌梗死。

5.有心绞痛病史的患者，近期发作频繁，发作时间延长，程度加重，舌下含服硝酸甘油无效，可能是心肌梗死的先兆。

#### ◆典型症状

1.持续地压榨样胸痛：大多数患者都是清晨突然发作，心前区或胸骨后疼痛，呈压榨样，就是感觉到像有一块巨石，紧紧地压迫在自己的胸前而导致的疼痛。疼痛会持续15分钟以上，舌下含服硝酸甘油也无法有效缓解。疼痛还可能会从胸口延伸放射到左肩、左臂内侧、无名指、小指、咽部、下颌部、腹部

等地方。

2.**窒息感、濒死感:**患者还会有明显的胸部压迫感,胸闷难以忍受,像要窒息一样。此时患者会面色苍白、出冷汗,感觉头晕、恶心、呼吸短促,有濒临死亡的感觉。

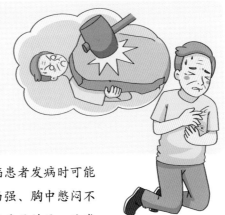

**急救医生提醒你:**有些老年人及糖尿病患者发病时可能没有胸痛,仅表现为上腹部不适、心跳快而强、胸中憋闷不舒服、呼吸不畅等,所以很容易被误诊。更重要的是,这类心肌梗死对心肌的损伤往往更彻底,需要特别注意。

## 🔋 急救处理方案

1.立即让患者就地平卧,双脚稍微抬高,严禁搬动。

2.立即拨打120急救电话,千万不可自驾或打车去医院。

3.给患者服药要谨慎,服药前最好测量一下血压,当血压过高或过低时,都不宜服药。

●**硝酸甘油:**确定血压不低后再舌下含服1片,2~3分钟即发挥作用,作用大约维持30分钟。如果不能明确血压,则不可盲目服用。

●**阿司匹林:**确定血压不高后可服用1片。

4.如果患者出现心跳和呼吸骤停,需立即进行心肺复苏。

**第一步:闭胸心脏按压。**患者平卧,家属跪在患者一侧,两手上下重叠,手掌贴于心前区(胸骨中下1/3交界处),然后用掌根部有节奏地以冲击动作垂直向下按压患者胸骨,使其下陷5~6厘米后放松,让胸部自行弹起。如此反复有节奏地挤压,每分钟100~120次以上,按下和松开的时间必须相等。当感觉患者的脉搏恢复后,表明心肺复苏成功。

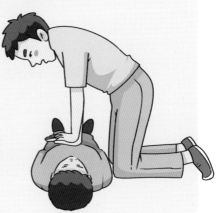

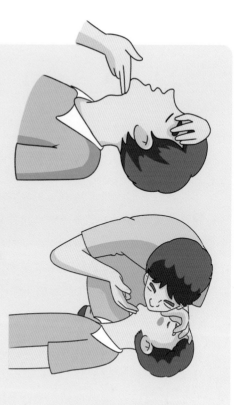

第二步：开放气道。家属一手按住患者额头向下压，另一手托起其下颌向上抬，标准是下颌与耳垂的连线垂直于地平线。观察患者有无自主呼吸，若有呼吸立即送医院抢救，如果没有呼吸立即就地进行人工呼吸。

第三步：口对口人工呼吸。家属一手捏住患者鼻子，深吸气，屏住，迅速用嘴全包住患者的嘴，快速将气体吹入患者口中。然后观察患者的胸廓起伏，气吹完后，让气体呼出，按压和通气比为30∶2，即胸外按压30次，进行2次人工呼吸。

5.救护车到来后，应以最快速度就近到有能力救治的胸痛中心救治。

### 🔄 日常照护

1.卧床休息，病室内保持安静。

2.患者应保持平和、舒畅、稳定的情绪，避免一切不良情绪的刺激。

3.规律生活，劳逸结合，不熬夜，保证充足的睡眠，避免过度劳累。

4.洗澡时水温最好与体温相当，洗澡时间不宜过长，病情较严重的患者应在家人帮助下洗澡。另外，还要避免在饱餐或饥饿的情况下洗澡，以免发生意外。

5.冬天注意防寒保暖，避免寒冷刺激；夏天空调温度不低于26℃，室内外温差不超过7℃。

6.排便、搬东西、回头时，要控制好力度，不可用力过大。如果已有便秘，要及时服用缓泻剂。

7.严格遵医嘱服药，每2~3个月复查1次血压、血脂；如果出现胸闷、心跳过速、出冷汗等症状，要及时就医。

## 饮食调养

1.发作期:须禁食,2天内应以流质饮食为主,可给予少量菜汁、去油的肉汤、米汤、稀粥、果汁、藕粉等。

2.缓解期:可根据患者恢复情况改为半流质、软食,宜清淡、富有营养且易消化,以低热量、低脂、低盐、少产气的食物为宜,适量进食水果和蔬菜,但要注意少食多餐。

3.恢复期:限制热量的摄入,维持理想体重,避免饱餐;补充足量的优质蛋白质和维生素,有利于病损部位的修复;多吃新鲜蔬菜和水果,增加膳食纤维的摄入,以防止便秘;戒烟酒,忌浓茶、咖啡及刺激性食物;每天摄盐量不超过6克,少吃高盐食物;多次少量补水,每半小时喝两三口水,要小口喝、慢慢咽,可防止血液黏稠,降低心肌梗死风险。

## 运动指导

1.无并发症的急性心肌梗死患者:

●第1~2天:绝对卧床休息,可在家人帮助下进行被动和主动的体位变化,以防血栓形成。

●第3~5天:可被动和主动地采取床上坐位。

●第6~7天:可在床边坐和站立。

●第8~9天:可下床缓慢走动,以后循序渐进增加活动量。

2.出院后2~12周:患者可在密切监护下逐渐增加活动级别,健身车、步行等均可,每次走10~15分钟,一周3~4次即可。

3.出院3~6个月后:如果病情相对稳定,可逐渐增加运动强度,每次运动30~60分钟,每周进行3~5次,以锻炼心脏机能,游泳、快步走、骑车等都是不错的选择,但应避免剧烈运动。

**急救专家提醒你:** 在康复锻炼的过程中,患者要注意自己的自觉症状,如有胸闷、胸痛、眼前发黑、头晕、走路不稳等症状,应立即休息或减少运动量。

## 突发胸骨后闷痛、压榨样疼痛，持续数分钟后消失，多是心绞痛

心绞痛和心肌梗死一样，也是冠状动脉供血不足，使心肌突然缺血、缺氧引起的。区别在于，心肌梗死是心肌持续缺血缺氧，而心绞痛是心肌暂时缺血缺氧。但并不是说心绞痛就不严重，如果患者的冠状动脉狭窄比较严重，频繁地发生心绞痛，就会出现急性心肌坏死，导致严重的心律失常，发生猝死。所以对于心绞痛，一定要及早控制和预防。如果在心绞痛刚发作的时候，能及时做出判断并采取有效措施，就可大大缓解病情，避免发生更大的危险。

### 😀 病症解析

◆ **先兆症状**

在快走、爬楼、提重物等体力活动时，心前区出现轻度的疼痛或有发闷、发胀的感觉，而且程度会不断加重。

◆ **典型症状**

1.压榨样胸痛：心绞痛发作时，患者胸骨后会出现压榨样地疼痛，就像被一块大石头压在胸口似的疼，整个胸部出现压迫感，胸口有紧缩感（即心口发紧，像有东西勒住的感觉）、烧灼感；疼痛可从胸骨后放射至颈、颌、左肩、左臂。

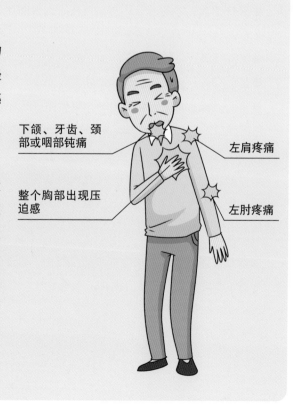

下颌、牙齿、颈部或咽部钝痛

左肩疼痛

整个胸部出现压迫感

左肘疼痛

**2.发作性：** 每次心绞痛发作大多持续3～15分钟，可数天发作1次，也可一天内发作数次；休息或舌下含服硝酸甘油后，疼痛会在1～2分钟内（很少超过5分钟）消失。

**3.伴随症状：** 患者还会有出汗、恶心、呕吐、心跳又快又强、气短或呼吸困难等症状。

**急救医生提醒你：** 心绞痛和心肌梗死的临床症状有相似之处，学会正确区分才能采取正确的措施。

| | 心绞痛 | 心肌梗死 |
|---|---|---|
| 疼痛部位 | 胸骨后或心前区 | 部位相似，但也可在上腹部 |
| 持续时间 | 短，1～5分钟，一般不超过15分钟 | 长，超过15分钟就应怀疑是心肌梗死 |
| 疼痛性质 | 多为突发的压榨性、压迫感或烧灼感疼痛 | 与心绞痛相似，但疼痛更剧烈，有频死感 |
| 缓解方法 | 休息或舌下含服硝酸甘油后，可在1～3分钟内缓解 | 休息或舌下含服硝酸甘油大多不能缓解 |

## 😎 急救处理方案

1.心绞痛发作时，患者应立即原地休息，坐着或站着，千万不能躺下，一般在停止活动后症状即可缓解。

2.立即舌下含服硝酸甘油或舌下喷硝酸甘油气雾剂。

3.如果服药5分钟后症状还没缓解，可再服药1次，并立即拨打120求助，在等待救护车到来期间要原地休息，采取卧位或半卧位，最好不要自行驾车前往医院。

## 🔄 日常照护

1.一般不需卧床休息，可适当活动，以不发生疼痛症状为度。

2.生活规律，避免过度疲劳、饱餐、情绪激动、寒冷刺激、吸烟等诱发因素。

3.保持大便通畅，如果发生便秘，可使用开塞露通便，切忌用力排便。

4.随时备好急救药物，遵医嘱服药，不可擅自增减药物、停药、换药，用药后如有不良反应，应立即就诊。

5.如心绞痛发作的频率、程度、持续时间等有加重现象，应及时就医。

6.高血压、糖尿病、高脂血症、肥胖及有家族史的患者，应积极控制原发病，定期检测血压、血脂、血糖、心率。

## 🍱 饮食调养

1.少食多餐，定时定量，每天进餐3~5次，每餐控制在七八分饱即可。

2.饮食宜清淡，选择植物油，每天食用油不超过25克；每天的盐摄入量应控制在6克以下；戒烟酒，不吃肥甘厚味及辛辣刺激性食物。

3.多吃蔬菜、水果、粗粮等，补充维生素、矿物质和膳食纤维。

4.多吃利于改善血管的食物，如黑木耳、山楂、大蒜、洋葱、大枣、鲤鱼等。

5.适当增加饮水量，降低血液的黏稠度。

6.肥胖患者应多食用植物蛋白，控制体重。

## 🏃 运动指导

适宜的运动可以增加心肌供氧量，有助于控制血压、血脂、血糖，对稳定病情有帮助。所以，心绞痛患者应在病情稳定的情况下进行适量运动。

1.可以选择慢走、打太极拳、槌球等轻体力活动，运动应从小量开始，待身体适应后再逐渐加大运动量。

2.每次运动训练时可遵循三个步骤：先做5~10分钟关节屈伸运动，给身体预热；然后进行20~30分钟的持续运动；运动将结束前5分钟逐渐减少运动量，并做一些整理动作至停止。

3.每次运动30分钟以上，每周3~5次，切忌过度运动。

**急救医生提醒你：**这几种情况下不宜运动。

1.严重的冠状动脉血管狭窄，或发作频繁的患者，要充分休息，不宜运动。

2.天气发生剧烈变化的时候，特别是气温骤降时，不宜运动。

3.餐后1~2小时内，不宜立即进行运动。

4.运动过程中，如果出现胸闷、胸痛、呼吸急促、头晕、恶心、出虚汗、乏力等症状，应该立即停止运动，必要时需要舌下含服硝酸甘油缓解症状。

# 突发胸背部刀割或撕裂样剧烈疼痛，可因剧痛而呈休克貌，是主动脉夹层

　　主动脉夹层，又称主动脉夹层动脉瘤，是一种非常凶险的心血管急症，死亡率非常高。主动脉是人体最粗的一根动脉，从外到内分为三层：外膜、中膜、内膜。正常情况下这三层是紧密贴合在一起的，当高血压、动脉粥样硬化等因素导致内膜撕裂时，血液就会从裂口处进入动脉壁，使血管壁的中膜和外膜分离开，在这里形成假腔，导致夹层血肿，这就是主动脉夹层。

　　这种情况下，血管壁只剩下一层薄薄的外膜，如果不及时救治，一旦主动脉的高压血流冲破外膜，血液就会像决堤的洪水一样冲出血管，患者在几分钟内就会死亡。所以，当疾病发作时，及时做出判断，立即送医，正确急救非常重要。

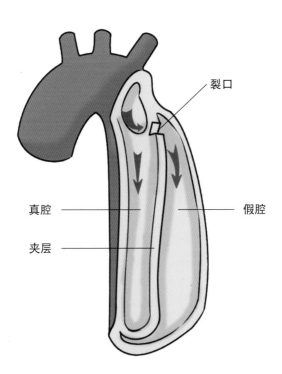

### 🔲 病症解析

**1.突发剧烈疼痛：**当发生主动脉夹层时，患者会突然感到剧烈的胸痛，就像刀割一样，被撕裂一样地疼，让人难以忍受，而且会一直持续地疼，吃止痛药也无效。

**2.疼痛具有迁移性：**痛感会延伸放射至胸前及背部，还会随夹层血肿的波及范围延至颈、臂、腹部及下肢。

**3.伴随症状：**部分患者会出现面色苍白、大汗、呼吸困难、恶心、呕吐、四肢皮肤湿冷等类似休克的症状，或者出现晕厥或意识障碍、低血压、心脏并发症等。

### 🔲 急救处理方案

当疑似发生主动脉夹层时，应立即拨打120急救电话，在等待救护车到来期间，家属可这样做：

1.让患者平躺，避免用力，不要做增加腹压、胸压的动作。

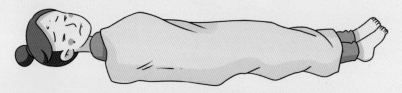

2.尽量安抚患者的情绪，保持情绪平稳，切勿激动、烦躁不安，以免加重病情。

3.有条件可进行吸氧，测量血压、心率，并详细记录。在测量血压时，应左右上肢、左右下肢同时测量，可以为医生提供鉴别诊断依据。如血压过高，可服用降压药物。

4.休克患者注意保暖。

5.如发生呕吐，要及时帮助患者清理呕吐物，保持呼吸道通畅。

### 🔲 日常照护

1.绝对卧床休息，避免过多活动，避免用力咳嗽。

2.翻身时，动作轻柔，不要用力，禁止拍背。

3.持续、稳定地控制好血压,降压目标收缩压＜130毫米汞柱,避免血压过高或血压波动过大。

4.遵医嘱规律服药,定期复查。

5.做好心理护理,减少患者的焦虑、恐惧、激动等情绪。

6.保持大便通畅,防止便秘。如果发生了便秘,可使用开塞露通便,以免腹内压升高加重病情。

## 饮食调养

1.术后应选择有营养、易消化的流质饮食,如菜汤、稀粥、蛋汤、蛋羹、牛奶等。随着身体的恢复情况,逐步给予半流质饮食、软食和普通饮食。

2.康复后的饮食宜清淡、有营养、易消化,注意低盐、低脂,不吃冷硬、肥甘厚腻、辛辣刺激的食物。

3.控制饮食,少吃多餐,严禁饱餐。

4.多吃新鲜蔬菜和水果,补充维生素、膳食纤维。

5.多喝水,或多喝些富含维生素C的新鲜果汁,如山楂汁、猕猴桃汁、鲜橙汁、西瓜汁等。

## 运动指导

1.术后需绝对卧床休息,然后根据身体恢复情况进行康复训练,具体可遵循下面的运动计划:

在床上移动→坐在床边→站立→从床上转移到椅子→在椅子上活动四肢→
在房间中自行散步→在走廊散步（每分钟60～80步）

2.康复后以平稳缓慢的运动为主,如散步、打太极拳等都是比较好的。

**急救医生提醒你:** 运动时要特别注意。

1.避免不熟悉的运动方式、用力方式。

2.避免剧烈的体力活动和运动。

3.避免屏气用力的动作,如举重物、提拎重物、单双杠运动等。

4.避免急剧的体位改变,特别是下蹲起立、弯腰、伸腰等。

5.避免体外压力的突然变化,如游泳、潜水等。

劳力性心绞痛、呼吸困难、眩晕或晕厥等，
考虑是主动脉瓣狭窄

主动脉瓣是位于左心室与主动脉之间的瓣膜，由3个半月瓣组成。当瓣膜开放时，左心室往主动脉射入血液；当瓣膜关闭时，阻止主动脉的血液回流到左心室。但是，因为一些原因，比如风湿性心脏病、老年性退行性变等，使主动脉瓣狭窄时，左心室就必须要用更大的力量才能完成射血，时间长了，就会造成左心室肥厚，功能异常，甚至发生心力衰竭，危害非常大。因此，大家需要了解清楚主动脉瓣狭窄的症状，一旦出现异常要尽早去医院就诊。

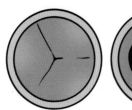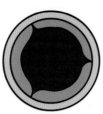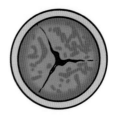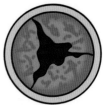

正常主动脉瓣，瓣膜开放自如　　　　　主动脉瓣狭窄时，瓣膜开放受限

## 😀 病症解析

1.**心绞痛**：患者胸骨后会出现压榨样地疼痛，胸口有压迫感、紧缩感等，通常在运动时出现，休息或舌下含服硝酸甘油后可缓解。

2.**呼吸困难**：患者会在活动或体力劳动后出现呼吸困难，可伴有疲乏无力、多汗、心跳过快过强等症状。随着病情的发展，会在夜间出现阵发性呼吸困难，必须坐起来才能呼吸顺畅些，严重时甚至会发生猝死。

3.**眩晕、晕厥**：患者多在劳动后或身体向前弯曲时出现头晕、眼花、眼前发黑，这是脑部供血不足的主要表现；严重狭窄的患者可出现一过性晕厥。

**急救医生提醒你**：轻度主动脉瓣狭窄无症状，无须治疗，但需要定期复查。一旦出现心绞痛、呼吸困难、晕厥等症状时，须立即去心内科或心外科就诊。

## 🩺 急救处理方案

1.家属首先自己要保持镇定，不能惊慌，让患者保持安静，避免恐惧、紧张、烦躁不安的情绪，同时立即拨打120，准确描述患者情况。

2.呼吸困难者：扶患者半卧位或缓缓坐起，双腿下垂，以减少静脉回流，减轻心脏前负荷，有条件者可吸氧。

3.伴有心绞痛的患者：立即让患者舌下含服一片硝酸甘油。

4.发生晕厥的患者：迅速使其采取半卧位，并解开患者的衣领、腰带、内衣等，保持呼吸道通畅。

## 🔧 日常照护

1.让患者充分休息，规律作息，不宜过劳、过度兴奋和参加社会活动。

2.避免各种诱因，如感染性心内膜炎、呼吸道炎症、牙周炎、泌尿系统感染等，对不明原因的发热应及时就诊。

3.严格遵医嘱按时、按量服药，不要擅自停药；观察病情变化，定期复查，一旦出现不适症状应立即就医。

4.服用抗凝药物的患者应注意是否有皮肤瘀点、瘀斑，牙龈出血等，如果有，需及时就医，调整抗凝药物的剂量。

## 🔧 饮食调养

1.饮食应清淡、易消化，以高蛋白、高维生素、低脂肪为主，多吃柑橘、橙子、香蕉等含钾量高的水果。

2.细嚼慢咽，少食多餐，饮水也不宜过多，同时注意饮食卫生。

3.戒烟酒，忌浓茶、咖啡、辣椒等刺激性饮食，避免兴奋性药物。

4.服用华法林抗凝的患者，须少吃含维生素K的食物，如菠菜、胡萝卜、猪肝等。

## 🔧 运动指导

1.术后1个月：进行少量的缓慢运动，如散步，避免剧烈活动。

2.术后3个月：限量活动，逐步增加活动量，量力而行。

3.术后6个月：可恢复正常工作和生活，但忌过度运动。

## 胸骨后或心前区刺痛，呼吸困难，因咳嗽、深呼吸、变换体位或活动后加重，警惕急性心包炎

　　心包就是心脏外面的包膜，是一个近似锥形的密闭膜性囊，包裹在心脏和出入心脏的大血管根部的外面。心包的外层为壁层，内层为脏层，脏层紧贴在心肌的外面。心包炎就是发生在心包膜脏层和壁层的炎症。

　　当心包发生炎症后，可使心脏受压、舒张受限，如果未及时治疗，发生大量渗液，还会引发心脏压塞、休克等严重并发症，危及生命。所以，了解心包炎的发作症状，及时做出判断，及时救治很重要。

### 📷 病症解析

　　**1.突发胸痛：**心前区（左前胸口）或胸骨后突然发生疼痛，疼痛是随着发热而忽然出现的，病情来得比较急，痛感非常尖锐。因为它的疼痛是由两层心包之间的摩擦引起的，所以疼痛的强度会受呼吸和体位的影响，比如咳嗽、深呼吸、吞咽、变换体位或活动时，尤其当抬腿或左侧卧位时，疼痛就会加剧；当采取坐位或前倾位时痛感就会减轻。疼痛也可从心前区或胸骨后延伸放射至左肩、背部、颈部或上腹部等，偶尔会放射至下颌、左前臂和左手。

　　**2.心脏受压症状：**随病情发展，心脏活动逐渐受限，可出现呼吸困难、面色苍白、烦躁不安、发绀（即皮肤和黏膜变得青紫）、乏力、上腹部疼痛、面部及下肢水肿，严重者甚至休克。

　　**3.其他症状：**发热、盗汗、干咳、声音嘶哑、吞咽困难、呕吐、腹泻等。

### 📷 急救处理方案

　　**1.呼吸困难的患者：**尽量保持安静，减少搬动，可采取半卧位，保持呼吸道通畅，有条件的给予吸氧。

　　**2.下肢水肿的患者：**应抬高腿，以利于下肢静脉回流。

　　**3.休克的患者：**保持平卧位，头抬高15厘米，下肢抬高20厘米左右，以利

于呼吸和下肢静脉回流；保持呼吸道通畅。

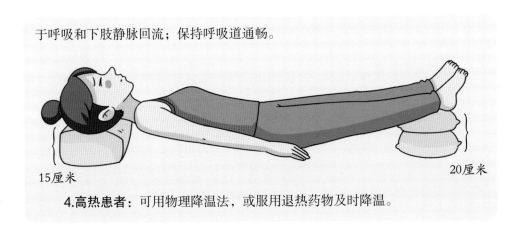

15厘米　　　　　　　　　　　　　　　　　　　20厘米

**4.高热患者**：可用物理降温法，或服用退热药物及时降温。

## 日常照护

1.患者应卧床休息，取半卧位，直至胸痛消失和发热减退。

2.注意卫生，减少病原菌感染的机会。

3.耐心安慰患者，鼓励其配合医生治疗，避免紧张、焦虑等不良情绪的刺激。

4.保持大便通畅，如果发生便秘，可使用开塞露等缓泻剂帮助排便。

5.注意防寒保暖，避免呼吸道感染。

6.日常要避免劳累，尽量减少活动。

7.严格遵医嘱按疗程用药，胸痛明显者可遵医嘱服用镇痛药物。

8.注意观察患者的呼吸、心率、血压、水肿情况，定期复查，一旦出现呼吸困难、面色苍白、心率改变、血压下降等异常，应立即就医。

## 饮食调养

1.给患者加强营养，提供高热量、高蛋白、高维生素食物，如畜瘦肉、鱼虾、大豆及大豆制品、新鲜蔬果等。

2.饮食宜清淡、易消化，保证低脂、低盐，尤其是水肿患者更应限制钠盐的摄入量。

## 运动指导

1.病情未痊愈时应卧床休息，可在家人的帮助下进行床上活动。

2.痊愈后，可进行一些舒缓的运动，如散步、打太极拳等，逐步增强体质，提高免疫力，减少发生感染的概率。

> ## 突发持续性胸壁刺痛或牵拉痛，
> ## 在深呼吸或咳嗽时出现或加重，可能是急性胸膜炎

　　胸膜是覆盖在胸壁内表面和胸腔脏器（如肺）表面的一层浆膜，分为壁层和脏层两部分，两层之间的密闭间隙称为胸膜腔，里面有少量的液体。胸膜炎就是发生在胸膜腔内的炎症，又称"肋膜炎"。导致胸膜炎的原因很多，比如肺炎、肺癌、结核病等，通常是急性发病，如果不及时治疗，会给身体造成更大的危害，甚至危及生命。所以，当疑似患胸膜炎时，应早期诊断，及时就医。

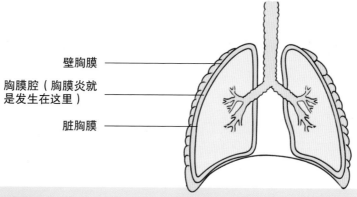

壁胸膜 ————

胸膜腔（胸膜炎就
是发生在这里）————

脏胸膜 ————

### 📷 病症解析

　　**1.突然胸痛**：这是胸膜炎最常见的症状，疼痛像针刺一样，侧胸部疼痛最为明显。它的疼痛是由内外两层胸膜相互摩擦引起的，所以在咳嗽和深呼吸时疼痛会加重，而屏住呼吸，或按压疼痛部位，或向疼痛的一侧侧卧时疼痛可以减轻。疼痛部位即是胸壁发生炎症的地方，也可牵连腹部、颈部或肩部发生疼痛。

　　**2.咳嗽**：患者会出现干咳或咳痰，咳嗽越频繁，痛感越强烈。

　　**3.呼吸异常**：患者会感觉呼吸费力，气不够用，呼吸频率加快，严重者出现呼吸困难，甚至可出现端坐呼吸（即被迫坐起来才能呼吸顺畅一些），皮肤和黏膜呈青紫色改变。

　　**4.伴随症状**：感染性胸膜炎患者常会伴有高热、寒战、乏力、昏迷等症状。

## 💊 急救处理方案

疾病发作时应及时就医，如果患者出现呼吸困难，可拨打120急救电话。

1.让患者保持安静，情绪稳定，朝患侧卧可减轻疼痛。

2.呼吸困难者可采用半卧位或者及时地给予氧气，保持呼吸道通畅。

3.咳嗽剧烈者可服用镇咳药。

## 🔧 日常照护

1.急性期尽量多卧床休息，宜侧卧，保证充足的睡眠，避免多翻身。

2.多鼓励患者，保持情绪稳定，心态积极乐观，积极配合医生治疗。

3.生活环境要安静，注意开窗通风，但也要避免受寒。

4.患者如发热，可用物理降温法退热，必要时可服用退热药。

5.严格遵医嘱用药，定期复查，并严密监测胸痛及咳嗽等症状的变化，如有加重现象，应及时就诊。

6.注意安全，避免外伤感染。

## 🔧 饮食调养

1.饮食宜清淡、有营养、易消化，保证高热量、高蛋白、富含多种维生素，如牛奶、鸡蛋、畜瘦肉、新鲜蔬果等。

2.急性发作期可给予半流质饮食，病情稳定后可逐步转为软食、普通饮食。

3.应想办法增进患者的食欲，但要注意少食多餐，切忌暴饮暴食。

4.鼓励患者多饮水。

5.戒烟酒及一切辛辣刺激、易导致过敏的食物。

## 🔧 运动指导

1.急性发作期要卧床休息，少活动。

2.恢复期可以缓慢活动，逐渐增加活动量；起床时也应慢慢地起身，不可做急猛的动作或剧烈活动。

3.痊愈后患者可加强呼吸功能训练，比如腹式呼吸，一次呼吸坚持10~15秒钟，每次持续进行5~10分钟，每天1~2次，以锻炼心肺功能。

4.平时可进行一些柔和的有氧运动，比如散步、打太极拳等，以增强体质。

## 胸骨后或剑突下疼痛、反流、胃灼热，多是反流性食管炎

食管炎又叫食道炎，是指发生在食管黏膜上的炎症。其中最常见的是反流性食管炎，是由于胃及十二指肠内容物反流入食管，使食管黏膜受损引起的。如果积极治疗就可缓解症状，但如不及时治疗，则可能导致食管狭窄、出血、溃疡等并发症，甚至有癌变倾向。所以，别把食管炎不当回事，当出现发病信号时，要尽快处理，积极配合治疗。

### ⊙ 病症解析

1.**胃灼热**：胸骨后或剑突下出现烧灼感，可向上延伸到咽喉部，多在饥饿或餐后1小时出现；平时平卧、弯腰或腹内压增高（如咳嗽、用力排便、妊娠等都会导致腹内压增高）时也可能出现，有些患者夜间会加重。

2.**反流**：是指在没有恶心、干呕或不用力的情况下，胃酸及胃内容物就毫不费力地反流到食管、口咽部或呼吸道，含有酸味，有时只有酸水，多发生于饱餐后，夜间反流严重时会影响睡眠。

3.**胸痛**：胸骨正中的后面或剑突下有烧灼一样的疼痛，严重时可为剧烈的像针刺一样的刺痛，并且痛感会从胸部延伸放射至背、腰、肩、颈部。

4.**吞咽困难**：随着病情加重，烧灼感和烧灼痛逐渐减轻，但会出现永久性咽下困难，进食固体食物时会感觉食管有堵塞的感觉或疼痛不适，严重者可因食管黏膜糜烂而出血。

### ⊙ 急救处理方案

1.**在饭前饥饿时发生反流**：赶紧吃一些馒头或喝牛奶，可暂时缓解症状。

2.**在饱餐后发生反流**：可服用制酸剂来减少胃酸分泌，服用胃动力药促进胃排空。

3.**在腹内压增高时发生反流**：立刻停止会增加腹内压的动作。

**4.在平卧或睡眠时发生反流:**患者可立即坐起来或将床头整体抬高15~20厘米,注意不是垫高枕头。

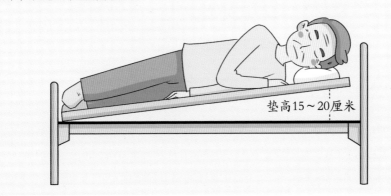

垫高15~20厘米

💠 **日常照护**

1.在睡眠时采取左侧卧位,将床头一侧抬高15~20厘米,可减轻夜间反流。

2.尽量减少增加腹内压的各种动作和姿势,如过度弯腰、穿紧身衣裤、扎紧腰带等。

3.肥胖患者应减轻体重,可减少腹内压及反流。

4.保持大便通畅,便秘时不要屏气,也不要用力排便。

💠 **饮食调养**

1.饮食以清淡、易消化为主,坚持低脂饮食,避免肥甘厚味的食物。

2.少食多餐,不要吃得太饱。

3.餐后不要立刻卧床,晚上睡前2~3小时内不宜进食。

4.饮食的温度要适宜,不要吃过冷或过烫的食物。

5.戒烟酒,忌浓茶、咖啡、巧克力、话梅、酸杏、番茄、辣椒等辛辣、酸性、刺激性食物,以免增加胃酸反流。

💠 **运动指导**

1.饭后半小时可按摩腹部,以促进胃肠蠕动,帮助胃排空。

2.饭后1小时可进行一些缓慢的运动,以促进消化吸收,比如散步、打太极拳、做瑜伽等。

3.避免剧烈运动和肢体前倾的动作。

## 吞咽时有哽噎、异物感，胸骨后不适或疼痛，警惕食管癌

　　食管癌又叫食道癌，是一种发生在食管上皮组织上的恶性肿瘤。我国是食管癌高发国家，且治疗效果欠佳，所以早期发现、早期治疗是提高生存率的关键。但是，食管癌的早期症状并不明显，这些症状时隐时现，反复发作，绝大多数患者发现时已是中晚期。所以，这里会为大家详细介绍食管癌的早期症状，希望大家在日常生活中警惕食管癌的早期信号，一旦发现异常应及时就医。

### 📷 病症解析

#### ◆早期症状

　　**1.食管内异物感**：感觉有食物贴附在食管内，吞咽不下，既无疼痛，也与进食无关，即使不做吞咽动作，也仍有异物存在的感觉。

　　**2.吞咽时有哽咽感**：这是食管癌最常见的症状，起初当吞咽不易彻底嚼碎的食物时，会出现吞咽不适、吞咽不顺、哽噎的感觉；常自行消失，隔一段时间后再次出现，或因情绪波动引起哽噎感。

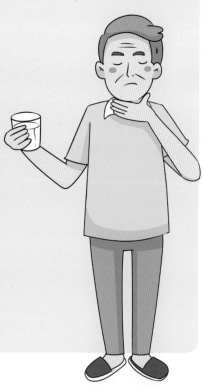

　　**3.食物通过缓慢且有停滞感**：在下咽食物时，感觉食物通过缓慢，且有停滞的感觉，在进食之后自行消失。这种症状与食物的性质没有关系，就连喝水也一样会有停滞感。

　　**4.咽喉部有干燥紧缩感**：总感觉咽喉部干燥、发紧，咽食不利，并有轻微的疼痛，特别是在吞咽干燥或粗糙食物时感觉更明显。

　　**5.进食时胸骨后疼痛**：咽下食物时胸骨后

发生烧灼样、针刺样或牵拉摩擦样疼痛,并能感觉到疼痛的具体部位,间歇反复性发作;食用流质、温食时疼痛较轻,咽下粗糙、灼热或刺激性食物时疼痛较重,食后疼痛减轻或消失。

6.**剑突下疼痛**:下咽食物时,出现不同程度的烧灼样刺痛,食后减轻或消失。也有患者为持续性隐痛(即疼痛时隐时现),与进食关系不大。

7.**胸骨后闷胀不适**:隐约感到胸部不适,但无法描述不舒服的具体情况,也指不出具体部位,间歇性出现,或在劳累后及快速进食时加重。

**急救医生提醒你:** *如何区分食管癌与咽喉炎。*

| 相似症状 | 食管癌 | 咽喉炎 |
|---|---|---|
| **咽部不适** | 咽部干燥、紧缩感,且常有胸骨后闷胀不适、嗳气等 | 咽部干燥、瘙痒、灼热感等,可引起频繁的咳嗽 |
| **咽喉异物感** | 异物感在吞咽时明显,且有哽噎、停滞感,伴有胸骨后疼痛、烧灼感等 | 异物感在安静时明显,在进食时减轻或消失,进食后又出现,进食时没有哽噎、停滞感 |

◆ **中晚期症状**

1.**进行性吞咽困难**:起初进食固体食物咽下困难,继而是半流质食物,最后水和唾液也不能咽下。

2.**持续性疼痛**:胸骨后、肩胛区、背部持续性严重疼痛,常需要服用止痛药止痛。

3.**分泌物**:常吐黏液样痰,这是下咽的唾液和食管的分泌物。

4.**伴随症状**:体重下降,严重消瘦,脱水,无力,呕血或血便,声音嘶哑,呼吸困难或咯血,昏迷,休克等。

## ☎ 急救处理方案

当出现食管内有异物感,吞咽时有哽噎感、停滞感,胸骨后闷胀不适或疼痛等症状时,应及时就医检查。一旦确诊,应积极配合医生进行治疗,包括手术、化疗、放疗、营养支持治疗等,并做好日常护理、饮食及运动调养,对尽快康复、避免复发、延长生存期大有帮助。

## 😊 日常照护

1.为患者创造舒适、安静的环境，保证患者良好的休息，生活作息规律，避免过度劳累。

2.餐后2小时不能平卧，睡觉时头与肩背部要抬高30°。

3.做好口腔护理，每天刷牙2次，多次漱口。

4.睡前2小时不要吃东西，餐后散步15分钟，可促进消化。

5.注意保暖，避免受凉感冒。

6.鼓励患者，保持轻松愉悦的心情，树立战胜疾病的信心。

7.及时监测病情变化，遵医嘱用药和定期复诊，如有不适应及时就医。

8.监测患者的体重变化，可每天清晨测体重，若体重出现下降而无明显原因，应及时就诊。

**急救医生提醒你：** 预防食管癌应做到多吃新鲜蔬菜，不吃过烫的食物，不过量饮烈性酒，不吃发霉的食物，不吃酸菜，积极治疗食管炎、白斑、息肉等食管疾病，有食管癌家族史的定期检查。

## 😊 饮食调养

1.患者留有胃管时，须禁食禁饮，但要提供足够的肠外或肠内营养支持。

2.拔胃管后，第一天先小口喝水，每2小时饮水100毫升，观察有无反流、呛咳情况；第二天开始进食流质饮食，以高热量、高蛋白、高维生素为主；治疗好转后，可逐渐进食半流质、软食，增加维生素和矿物质，保证足够的热量。

3.注意少食多餐，每天6餐以上，细嚼慢咽，不能一次进食过多。

4.出院后要保持饮水量，也可多饮新鲜蔬果汁，如西瓜汁、藕汁、黄瓜汁、胡萝卜汁等。

5.适当食用富含优质蛋白质的食物，如畜瘦肉、鸡蛋、牛奶等；多吃新鲜蔬菜水果，补充维生素和矿物质。

6.化疗或放疗期间，应给予流食或半流食，或对局部无刺激的软食，如萝卜羹、挂

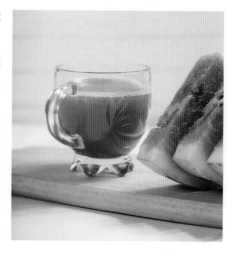

面汤、银耳冰糖粥。

7.戒烟酒,限糖,忌食生冷、坚硬、粗糙、辛辣、油腻、霉变、腌制等食物。

## 🔄 运动指导

1.术后即可开始自主咳嗽、排痰、深呼吸等呼吸功能锻炼,防止肺不张和肺部感染。

| 呼吸锻炼法 | 具体做法 |
|---|---|
| 自主咳嗽 | 用鼻子深吸一口气,屏住呼吸2~3秒后做爆破性咳嗽,使气道内空气冲出,咳嗽应短促有力 |
| 叩背排痰 | 用空心掌从下到上轻叩患者后背促进排痰 |
| 深呼吸 | 用鼻子慢慢深吸气,用嘴巴慢慢呼出来,每天做3~5次 |

2.术后应坚持早期活动,多在床上活动关节、变动体位或在床边坐立,可促进肺的复张。但不宜做上半身剧烈活动,也不要将头过度后屈及回转。

3.术后1~2月:可按摩患侧上肢及伤口周围的肌肉,并加强手术侧上肢的运动,以防止出现上肢功能障碍或肌肉萎缩,但要避免叩打及按摩胸壁。

### 食管癌术后上肢运动方法

1.患者取仰卧位或坐位,耸肩,收缩胸肌,保持约5秒后再放松15秒,反复做5次。

2.手术侧手臂屈肘,先将肘部慢慢向胸部靠紧,再伸直手臂向外伸展到最大限度,反复做3次。

3.手术侧手臂外展后,屈肘内移,以手指能触到对侧肩背部为宜,反复做3次。

4.两臂伸直,两手交握,放在身前,缓慢上举过头,复原后再做,反复做3次。

5.头部歪向手术侧肩部,触肩后保持5秒,复原后再做,反复3次。

6.端坐,两手交握放在肚脐处,双肩放低,并向背后收缩,使两侧肩胛骨靠拢,反复做3次。

4.出院后可适当增加体育锻炼,如散步、打太极拳、慢跑等有氧运动,循序渐进,逐渐增加运动量,并持之以恒,以增强体质,提高免疫力。

## >>> 腹痛莫忽视，
## 信号虽小作用强大

　　腹痛也是临床上一种常见的症状，腹腔内外脏器的病变都会导致腹部疼痛。同时，腹痛又是一种主观感觉，就是说腹痛到底是怎么疼、有多疼，是患者自己感觉出来的，所以它会受很多因素的影响，也因此使得医生对腹痛的识别和诊断更加复杂。但不管是哪一种腹痛，都应该及时就医检查，明确病因。

| 腹痛病因 | 常见疾病 |
| --- | --- |
| 腹腔脏器急性炎症 | 急性胃肠炎、急性腐蚀性胃炎、急性胆囊炎、急性胰腺炎、急性阑尾炎、急性胆管炎等 |
| 腹部脏器穿孔或破裂 | 胃及十二指肠溃疡穿孔、伤寒肠穿孔、肝脏破裂、脾脏破裂、肾破裂、异位妊娠破裂、卵巢破裂等 |
| 腹腔脏器阻塞或扩张 | 胃黏膜脱垂症、急性肠梗阻、腹股沟疝嵌顿、肠套叠、胆道蛔虫病、胆石症、肾与输尿管结石等 |
| 腹腔脏器扭转 | 急性胃扭转、卵巢囊肿蒂扭转、大网膜扭转、肠扭转等 |
| 腹腔内血管阻塞 | 肠系膜动脉急性阻塞、急性门静脉血栓形成、夹层腹主动脉瘤等 |
| 腹壁疾病 | 腹壁挫伤、腹壁脓肿及腹壁带状疱疹等 |
| 胸腔疾病 | 急性心肌梗死、急性心包炎、心绞痛、肺炎及肺梗死等 |
| 全身性疾病及其他 | 风湿热、尿毒症、急性铅中毒、血卟啉病、腹型过敏性紫癜、腹型癫痫等 |
| 慢性炎症 | 反流性食管炎、慢性胃炎、慢性胆囊炎、慢性胰腺炎、结核性腹膜炎、炎症性肠病等 |
| 腹腔内脏器的扭转或梗阻 | 慢性胃肠扭转、肠粘连、大网膜粘连综合征等 |
| 包膜张力增加 | 肝淤血、肝炎、肝脓肿、肝癌、脾肿大等 |
| 胃肠运动功能障碍 | 胃轻瘫、功能性消化不良、肝曲及脾曲综合征 |

医院里对急性腹痛也有一套严格的诊断流程,以便尽快阐明病因,及早救治,大家可以通过流程图来了解一下。

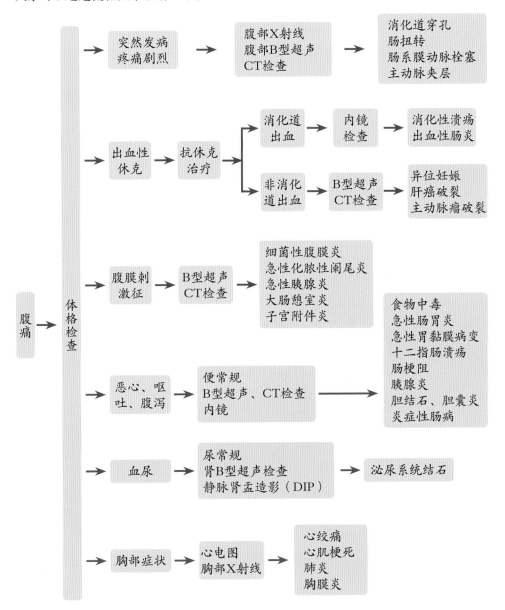

为了大家能精准地识别一些大病的信号,抓住救命的黄金时间,我挑了临床上几种常见的会引发腹痛的疾病来讲,希望大家都用不到,但一旦不幸碰上了,也可以把风险降到最低。

## 慢性反复发作上腹痛，有节律，与饮食密切相关，可能是消化性溃疡

消化性溃疡主要是指发生在胃和十二指肠的慢性溃疡，是胃肠道黏膜被胃酸或胃蛋白酶自身消化而引起的，所以叫消化性溃疡。正常情况下，胃黏膜有一套自己的防御-修复机制，足以抵抗胃酸和胃蛋白酶的侵蚀，但当某些因素，比如幽门螺杆菌感染、长期服用非甾体抗炎药、胃酸分泌过多、吸烟、喝酒、过食辛辣等，损害了这一机制的时候，胃黏膜的抗侵蚀能力就会下降，就会被胃酸和胃蛋白酶侵蚀，发生破损而形成溃疡。

消化性溃疡会引起上腹部反复发作的疼痛，如果不及时治疗，还可能导致出血、穿孔、幽门梗阻、癌变等严重并发症。所以，希望大家能够掌握消化性溃疡的症状特点，以便及早发现，及早治疗。

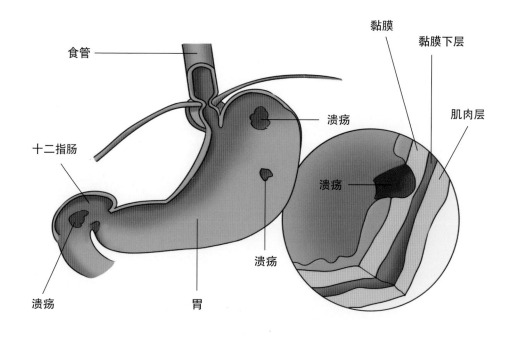

消化性溃疡

## 病症解析

**1.上腹痛:** 这是消化性溃疡的主要症状,呈反复周期性发作,持续时间长;多为烧灼样痛,或钝痛(指痛感不尖锐)、胀痛(指疼痛且有胀的感觉)、隐痛(指疼痛时隐时现、时轻时重)、饥饿痛(即一饿就疼痛);用手按上腹部有压痛,有典型的节律性,与饮食关系密切。

**2.伴随症状:** 患者可能会出现唾液分泌增多、反酸、嗳气、恶心、呕吐、上腹部饱胀或不适、食欲减退等其他胃肠道症状。

**急救医生提醒你:** 如果从上腹部剧痛转为全腹部持续性剧烈疼痛,伴恶心、呕吐,则要警惕溃疡穿孔;如果呕吐物呈咖啡渣样或带血,大便黏稠呈黑色或深红色,则可能是溃疡出血。

## 急救处理方案

1.溃疡活动期可服用抑制胃酸分泌和保护胃黏膜的药物缓解疼痛。

2.溃疡大出血的患者,应立即送医或拨打120急救电话。

●患者应保持中凹卧位,头偏向一侧,避免血块和呕吐物堵塞呼吸道。

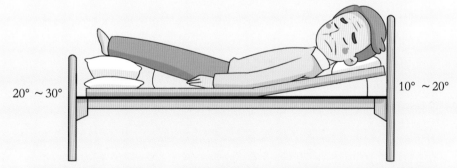

20°~30°　　　　　　　　　　　　　　　　　　　10°~20°

●家属应耐心安慰患者,稳定患者的情绪,减轻紧张、恐惧等负面情绪。

●注意观察呕血、黑便、出血速度等,做好记录,就医时汇报给医生。

3.溃疡急性穿孔的患者应立即就医或拨打120急救电话。

●患者尽量卧床,减少活动,最好采取侧卧、半卧位或屈膝的体位。

●禁食、禁水。

●家属须安抚患者的情绪,让患者尽量放松。

## ➗ 日常照护

1.当溃疡活动期，症状较重时，卧床休息1～2周。

2.消除患者的紧张情绪，必要时可遵医嘱使用一些镇静药或安定剂。

3.保持规律的生活，劳逸结合，避免劳累，不熬夜。

4.戒除不良生活习惯，减少烟、酒、辛辣、浓茶、咖啡等刺激，切忌空腹上班和空腹就寝。

5.注意卫生，减少感染幽门螺杆菌的机会。

6.呕吐的患者要注意做好口腔护理，保持口腔清洁。

7.禁用或慎用非甾体药物，如对乙酰氨基酚、布洛芬、阿司匹林等。

8.遵医嘱正确用药，定期复查，监测病情，出现不适或病情加重应立即就医。

## ➗ 饮食调养

1.溃疡出血或穿孔的患者须禁食，病情稳定后可采用流质饮食，少量多餐，每天5～7餐，每餐以200毫升为宜，以后随恢复情况逐步采用少渣半流→少渣软食→软食→普通饮食。

2.饮食要有规律，定时定量，少量多餐，细嚼慢咽，避免餐间吃零食，睡前不宜进食。

3.忌食冷硬、油腻、过酸、过甜、过咸、易产气及辛辣刺激性食物。

4.烹调时可选用蒸、煮、烩、焖等方法，避免熏、炸、腌、拌的食物，以免刺激胃黏膜。

5.饮食要有营养，能提供适宜的热量、蛋白质及多种维生素，控制脂肪的摄入，以帮助修复受损伤的组织，促进溃疡面的愈合。

6.膳食应有利于中和胃酸，比如主食应多吃发面制品，常喝牛奶、吃乳酪等。

7.注意饮食卫生，不吃变质的饭菜，吃水果等要清洗干净、削皮。

## ➗ 运动指导

1.溃疡活动期，病情较重或有出血、穿孔等并发症时，应卧床休息，减少活动。

2.溃疡缓解期，可适当运动，选择合适自己的锻炼方式，如散步、打太极拳、练八段锦等，以不感到疲劳和不会诱发疼痛为原则，提高机体免疫力，但注意餐后避免剧烈运动。

## 中上腹部或脐周突发压痛,伴发热、 水样腹泻、恶心、呕吐,多是患了急性胃肠炎

急性胃肠炎是一种胃肠黏膜的急性炎症,多发生在夏秋季节,主要由于饮食不卫生、暴饮暴食、过食生冷、细菌或病毒感染、寄生虫等引起,如果是感染所致,还会经由粪-口途径传播。婴幼儿、儿童的免疫力较低,所以发病率较高,而且症状比成人更为严重,甚至可能导致脱水及电解质失衡,危及生命。因此,大家应了解此病的症状特点,及时发现疾病的报警信号,迅速采取正确的措施。

### 😀 病症解析

**1.腹痛:** 患者中上腹或脐周用手按压会感觉痛,但腹肌不紧张,当手指撤离的时候也没有反跳痛;腹部会听到响亮高亢的咕噜声,这是胃肠蠕动加快导致的肠鸣音亢进;腹痛会一阵阵地加重,也可能会一直持续性钝痛(不太尖锐的疼痛,痛点不固定,但面积比较大)、绞痛(指痉挛性的剧烈疼痛并伴有闷塞的感觉),伴腹部饱胀、不适。

**2.频繁恶心、呕吐:** 呕吐物为未消化的食物,吐后会感觉舒服些,有的患者会一直呕吐出黄色胆汁或胃酸,少数患者的呕吐物中会带血丝或呕吐物呈咖啡色。

**3.频繁腹泻:** 轻者每天腹泻数次,重者每天腹泻数十次;多为水样便,有时大便呈蛋花汤样;颜色为黄色或黄绿色,少量黏液或白色的皂块样物,粪质不多。如果胃肠黏膜破坏还可能出现黑便、黏液脓血便。

**4.伴随症状:** 恶心、头痛、发热、寒战、肌肉痛等,严重者会引起脱水、电解质紊乱,甚至休克。

### 😀 急救处理方案

急性胃肠炎轻症患者一般在家调养就可痊愈。当出现剧烈腹痛、严重呕吐和腹泻、排黏液脓血便、高热、中度以上脱水、休克等症状时,一定要及时就医。

1.注意保暖，可用热毛巾或热水袋热敷腹部，以促进局部的血液循环，减轻痉挛，缓解腹痛。

2.及时补水，最好是服用"口服补液盐"，因为白开水不含电解质，达不到补液的目的。服用时必须严格按照说明书配制、饮用，并且配好的补液盐放置的时间不能超过24小时。腹泻停止后，应立即停服，以防止出现高钠血症。

**急救医生告诉你：**家庭自制补液法。

如果家中没有标准的"口服补液盐"，又不方便马上去购买的话，这里给大家推荐两种家庭常用的自制补液方法，效果也不错。

方法一：米汤500毫升，细盐1.75克（约半啤酒瓶盖）。

方法二：白开水500毫升，细盐1.75克（约半啤酒瓶盖），白糖10克（约2小汤勺）。

用法用量：以上两种补液方法，按每公斤体重20～40毫升，4小时内服完，以后随时口服，能喝多少给多少。

3.如果出现吐泻不止，则说明病情比较严重，如果家里有治疗急性肠胃炎的药物，可以先服用救急，然后立即送医或拨打120急救电话。

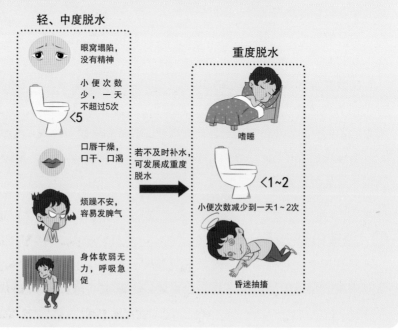

轻、中度脱水
- 眼窝塌陷，没有精神
- 小便次数少，一天不超过5次 ＜5
- 口唇干燥，口干、口渴
- 烦躁不安，容易发脾气
- 身体软弱无力，呼吸急促

若不及时补水，可发展成重度脱水 →

重度脱水
- 嗜睡
- 小便次数减少到一天1～2次 ＜1～2
- 昏迷抽搐

## 🔆 日常照护

1.注意卧床休息，避免劳累，也不要过分紧张，以免因不良情绪而加重病情。

2.患者的呕吐物、排泄物要及时处理，被污染的衣物要及时清洗、消毒。

3.患者的餐具、用品要专人专用，并注意及时清洁，严格消毒。

4.婴幼儿患者要做好小屁股的清洁和护理，防止发生臀红及泌尿系统感染。如果已经形成臀红，可涂鞣酸软膏或金霉素软膏或鱼肝油等。

5.注意个人卫生，饭前便后勤洗手，保持口腔清洁；保持好家庭卫生，室内经常通风，扑灭苍蝇、蟑螂；注意饮食卫生。

6.夏秋季节为急性胃肠炎的高发期，尽量不到人群聚集的场所，注意胃部保暖不受寒。

7.遵医嘱用药，并注意监测排便次数、排便量、大便性状、体温、精神状态、脱水情况等，若症状较之前加重，应及时就医。

8.接种轮状病毒疫苗可预防小儿秋季腹泻。

## 🔆 饮食调养

1.轻症患者：不用禁食，但饮食应以清淡、低脂、富含水分为主，忌食生冷、油腻、高糖、腌制、辛辣等不易消化的食物，以及含粗纤维过多、易胀气的食物；婴幼儿患者可正常母乳喂养，配方奶喂养的宝宝可选择低乳糖或无乳糖配方奶粉。

2.严重呕吐、腹泻患者：在急性期须短暂禁食，但不禁水；病情稳定后，可进食易消化且营养丰富的流质饮食，再逐渐过渡到半流质饮食→软饭→正常饮食。

3.注意少量多餐，细嚼慢咽，尤其是婴幼儿，建议每天6餐，进食易消化、低脂、高热量、高维生素、高矿物质的混合食物。

4.多补充水分，以糖盐水为佳，不要饮用含糖多的饮料，不要喝生水。

5.痊愈后，儿童患者须继续补充营养丰富的食物，每天加餐1次，持续2周。

6.注意饮食卫生，选择新鲜的食物，不要食用过期食品或疑似被污染的食品，尤其是夏季，不吃隔夜饭；蔬菜、水果要彻底清洗，能削皮的一定削皮。

## 🔆 运动指导

1.急性期：应卧床休息，减少活动。

2.恢复期：可进行缓慢活动，如散步，避免剧烈运动。

3.痊愈后：可加强运动，如骑车、跑步等，可增强体质，提高免疫力。

## 饱餐或饮酒后突发持续性上腹疼痛，伴恶心、呕吐、腹胀、发热等，考虑急性胰腺炎

急性胰腺炎是临床上比较常见的一种急腹症，任何年龄都可能发病。胰腺很小，位置又很隐蔽，在胃的后下方，所以看起来很不起眼。但是，它却是人体内最大的消化腺，负责分泌胰液。胰液是消化液中最重要的一种，是碱性的，消化能力很强，通过胰管排入十二指肠，用来消化食物中的蛋白质、脂肪和糖。

如果因为一些原因，比如胆结石、暴饮暴食、高脂血症、酒精等，使胰液不能顺畅排入肠道，那胰液就开始消化胰腺自身了，会造成胰腺肿胀、发炎或坏死，也就是急性胰腺炎。如果胰液流到了胰腺外面，还会腐蚀周围的器官和血管，并引发连锁的炎症反应，导致各器官衰竭。所以说，急性胰腺炎是一种很危险的疾病，但它的症状又很容易跟胃病混淆，因此，一旦出现相关的症状，不要犹豫或乱吃药，及时就医检查很重要。

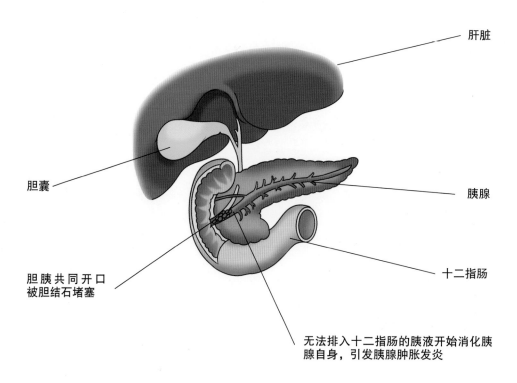

肝脏

胆囊

胰腺

十二指肠

胆胰共同开口
被胆结石堵塞

无法排入十二指肠的胰液开始消化胰
腺自身，引发胰腺肿胀发炎

## 病症解析

**1.持续腹痛**：此病常在暴饮暴食、饮酒或极度疲劳之后突然发作，患者发病时会先出现剧烈的、急性的腹痛，似刀割样，难以忍受，而且痛感会一直持续并加重，无法缓解；疼痛多位于上腹正中或偏左，用手按压会疼痛，痛感可向腰背部呈带状放射，腰部有被东西束缚的感觉；如果病情严重，发病后短时间内就会发展为全腹痛、急剧腹胀。

**2.恶心、呕吐、腹胀**：多在起病后出现恶心、呕吐，发作频繁，呕吐物起初为胃内容物、胆汁，随着病情进行性加重，吐出物变为咖啡渣样液体（即粪样），且呕吐后腹痛无法缓解，同时伴有腹胀，甚至出现停止排气排便等麻痹性肠梗阻的症状。

**3.发热**：大多数患者会出现中度以上（38～39℃）的发热，一般持续3～5天即可下降；如果体温持续一周未下降，并伴有白细胞升高，则可能出现了继发感染；病情严重者体温常在39～40℃，持续数周不退，并出现寒战、高热、呼吸急促等毒血症的表现。

**4.低血压、休克**：急性重症胰腺炎患者会出现程度不等的低血压及休克，表现为躁动不安、心跳很快且微弱、口唇苍白、皮肤湿冷，同时伴有呼吸困难等。极少数患者可突然出现休克，甚至发生猝死。

**5.体征改变**：急性重症胰腺炎患者会出现显著的腹膜刺激征，即腹肌紧张，上腹广泛压痛，手指撤离时痛感更强，大汗淋漓，全身虚弱无力；出现黄疸或腹水；上腹部可触及包块；两侧腰部皮肤呈暗灰蓝色，或肚脐周围皮肤青紫。

## 急救处理方案

当怀疑发生急性胰腺炎时，一定要及时就医，病情严重者需立即拨打120急救电话。在医生采取救治措施之前，患者及家属要这样做：

1.严格禁食，减少对胰腺的刺激。

2.家属可协助患者采取弯腰抱膝或屈膝右侧卧位的姿势，可以减轻腹部肌肉的张力，从而减轻疼痛。

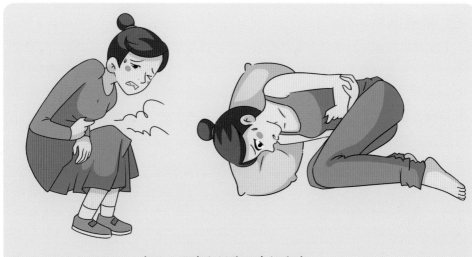

弯腰、屈膝右侧卧可减轻疼痛

3.家属不要紧张，应安慰患者，避免紧张、恐惧，对缓解疼痛也有帮助。

4.及时清理呕吐物，保持呼吸道通畅。

5.休克者应安静平卧，少搬动，头低脚高，做好保暖，并尽快送医。

## 🚗 日常照护

1.居室安静舒适，要绝对卧床休息，保证睡眠时间，以降低身体的代谢率。

2.帮助患者采取舒适的体位，如弯腰屈膝右侧卧位，可以减轻疼痛；并鼓励患者定时翻身，因剧烈腹痛辗转不安者应防止坠床，周围不要有危险物品。

3.进行胃肠减压的患者需注意：负压器必须要低于身体部位，要保持导管稳固、通畅，避免因呕吐或活动使导管脱落；观察并详细记录引出液的性状及24小时出入量。

4.注意观察呕吐物的数量、性质，并做好口腔护理，每天清洁口腔2~3次。

5.禁食期间不能喝水，口渴者可用清水含漱或湿润口唇。

6.高热时可采取头部冷敷、温水擦浴等方法积极退热，并观察降温效果。

7.观察患者的皮肤黏膜色泽、弹性等有无变化，判断失水程度及有无休克表现，及时补液或配合医生抢救。

8.鼓励患者通过缓慢呼吸、冥想等松弛疗法来放松神经和肌肉，缓解疼痛。

9.遵医嘱用药，腹痛患者可遵医嘱使用止痛药，但禁用吗啡。

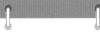 

**医学术语解读：胃肠减压**

所谓胃肠减压是指从患者的口腔或鼻腔插入胃管,将胃肠道内的液体、气体都吸出来,以减轻胃肠道的压力,减少对胰腺组织的刺激,从而减少胰腺的分泌,减轻呕吐、腹痛、腹胀和肠麻痹。当患者伴有明显的恶心、呕吐、腹胀时,都须进行胃肠减压,腹痛基本缓解后即可停止。

## 饮食调养

1.急性期应严禁饮食,轻者禁饮食1~3天,重者需长达数周,以减少消化液的分泌。

2.禁食期间应给予胃肠外营养,并保证每天3000毫升以上的液体入量,以补充因呕吐、发热和禁饮食所丢失的液体和电解质。

3.等患者腹痛基本缓解、医生告知可恢复饮食后,可少量多次(每2~3小时1次)地进食低脂、低糖且易于消化的流质饮食,如米汤、稀麦糊、面汤、藕粉等;如果患者能耐受,未出现腹痛,可进食低脂、低蛋白的半流质饮食,如米粥、土豆泥、蒸蛋白、挂面、果汁等,以及少量鱼肉、河虾、禽肉、畜瘦肉等,并逐步加量,直至恢复正常饮食。

4.治疗期间应避免食用油炸、辛辣、产气多、高脂肪、高蛋白食物,一般至痊愈后2~3个月。

5.严格戒烟酒及一切含酒精的饮品,防止复发。

6.平时应注意饮食清淡及卫生,并养成规律的饮食习惯,少吃肥甘厚味的食物,避免暴饮暴食。

## 运动指导

1.轻症胰腺炎患者出院2周左右即可做一些适量的运动,如散步、打太极拳、做医疗体操等,以促进胃肠蠕动,减轻胰腺的压力,但不宜做剧烈运动,避免过度劳累。

2.随着身体的恢复,可逐渐增加运动量,进行走跑交替、慢跑、骑自行车等有氧运动,帮助降低血脂,控制体重,避免复发。

3.运动过后要注意休息,补充水分,不要运动后马上进食,也不可饱餐后立即运动。

## 右上腹阵发性绞痛或持续性剧痛，伴发热、呕吐、黄疸，警惕急性胆囊炎

胆囊炎就是胆囊发炎了，多是由于胆囊管阻塞和细菌感染导致的。我们知道，胆囊是用来存储胆汁的，胆汁也是一种消化液，主要用来消化脂肪。但当结石、蛔虫、肿瘤等堵塞胆囊颈或胆囊管后，排不出去的胆汁就会侵蚀胆囊黏膜，使其受损、发炎。急性胆囊炎起病非常迅速，如果不及时救治，使炎症扩散，就可能导致弥漫性腹膜炎，危及生命。所以，当怀疑是胆囊炎发作的信号时，一定要立即处理，及时就医。

### 😷 病症解析

**1.突发上腹痛**：起病急，右上腹、上腹或剑突下突然剧烈疼痛，并且会持续性加重，呈痉挛性，痛感可从腹部放射至右肩背部、心窝部；多在饱餐后、进食油腻食物后、夜间发病。

**2.黄疸**：当胆囊炎症波及肝脏或胆管后，可出现全身皮肤、巩膜黄染等轻度黄疸症；如果黄疸比较重，说明结石堵塞了胆总管。

**3.伴随症状**：可有腹胀、恶心、呕吐、反酸、胃灼热等消化道症状。

**4.体征**：右上腹有压痛、肌肉紧张及反跳痛。

### 😷 急救处理方案

1.禁饮食，减轻胃肠道负担。

2.卧床休息，可平卧、侧卧或俯卧位，尽量减少活动。

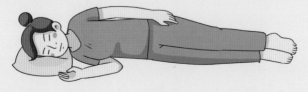

3.禁止盲目服用止痛药，以免掩盖病情，造成严重后果。

4.可按顺时针按摩腹部,能帮助缓解疼痛。

5.监测患者血压、心率的变化,以免诱发心脑血管疾病。

## 日常照护

1.让患者卧床休息,协助其取舒适体位,并进行有节律的深呼吸,有利于放松和减轻疼痛。

2.手术伤口要清洁、干燥,如果有渗液,须及时更换敷料。

3.协助患者翻身、拍背,促使其排痰。

4.保持大便通畅,防止便秘,减轻腹压。

## 饮食调养

1.胆囊炎急性发作期:应禁食,多饮水;疼痛缓解后,可进食米汤、藕粉、蔬果汁等流食;进一步好转后,可吃些面条、馒头、稀粥等软食,少量多餐,然后逐渐过渡至低脂普通饮食。

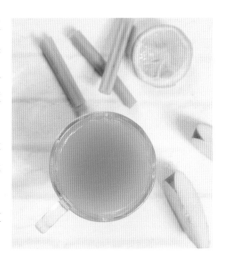

2.出院后:饮食有规律,少食多餐;以低脂肪、低蛋白、易消化的食物为主,多吃新鲜果蔬、粗粮等高纤维食物;戒烟限酒;忌食油腻、生冷、坚硬、辛辣及易产气食物;注意饮食卫生,防止肠道寄生虫和细菌感染。

## 运动指导

1.术后24之内可进行床上活动,24小时后下床活动,可促进切口愈合,避免下肢血栓形成,防止并发症。

2.建议恢复期的轻症患者进行一些简单、轻松的工作或活动量小的运动,如散步、打太极拳等,可增强胆囊肌肉的收缩力,促进胆汁排出。

3.完全康复后宜加强体育锻炼,少坐多运动,以增强体质,减轻体重。

**急救医生提醒你:** 术后2个月内应避免进行跑步、健身操等剧烈运动,以免影响切口愈合。

## 右上腹部或剑突下阵发性剧烈绞痛，有向上钻顶感，伴恶心、呕吐，多为胆道蛔虫症

　　蛔虫是人体肠道内最大的寄生线虫，呈圆柱形，好像蚯蚓一样，喜欢到处游走或钻孔，喜欢碱性的环境。胆道蛔虫症就是蛔虫钻入胆道引起的。那钻入胆道的蛔虫是从哪儿来的呢？是寄生在肠道里的蛔虫。主要是因为不注意饮食卫生，食入带有蛔虫卵的食物，蛔虫就会在人体的小肠内寄生、繁殖。

　　当因为一些因素，比如高热、腹泻、饥饿等，刺激了肠道蛔虫，使它们活跃起来，上下游走，到了十二指肠这里时，受碱性胆汁的吸引，就会钻入胆道内，引起胆道口括约肌痉挛性收缩或胆道感染，这时我们就会感到上腹急性疼痛，这就是胆道蛔虫症。如果不及时治疗，蛔虫还可能沿胆道钻入肝脏、肺脏、血管，引起严重并发症，危及生命。所以，如果发现有蛔虫病的信号，一定要积极、彻底地治疗。

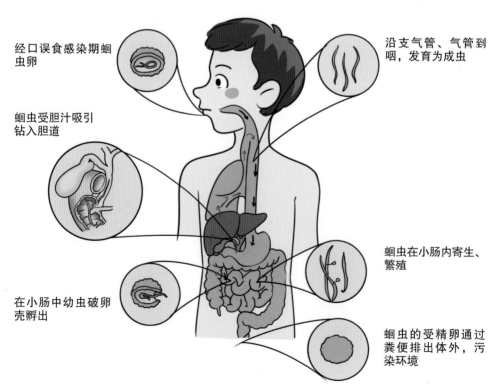

经口误食感染期蛔虫卵

沿支气管、气管到咽，发育为成虫

蛔虫受胆汁吸引钻入胆道

蛔虫在小肠内寄生、繁殖

在小肠中幼虫破卵壳孵出

蛔虫的受精卵通过粪便排出体外，污染环境

## 🖥 病症解析

### ◆蛔虫病的典型表现

**1.间歇性脐周疼痛**：这是蛔虫病的常见表现，小肠盘回在肚脐周围，而蛔虫多寄生在小肠中，所以疼痛多集中在脐周。疼痛剧烈，患者会哭叫打滚、屈体弯腰、出冷汗、面色苍白，常伴有呕吐，甚至可以吐出蛔虫。

**2.发作性**：腹痛每次发作数分钟，每天可数次发作或一次也不发作，有时能自行缓解，腹痛消失能照常生活。这是因为蛔虫有时动时静的习惯，蛔虫动的时候腹痛，静止时则不痛。

### ◆胆道蛔虫症的典型症状

**1.剧烈腹痛**：右上腹、剑突下一阵阵地剧烈疼痛，好像有东西在向上钻顶一样，间歇性加剧，难以忍受，患者会屈膝弯背、抱腹翻滚，不停地大喊大叫；疼痛可向右肩、背部及下腹部放射；疼痛持续时间不等，发作突然，缓解也突然，疼痛过后可无症状。

**2.恶心、呕吐**：腹痛发作时，可有恶心、呕吐，呕吐物多为胃内容物，可含胆汁，有时也可能会吐出蛔虫，甚至从鼻腔中爬出蛔虫。

**3.寒战、发热**：体温大多正常，如果出现发热、畏寒、寒战，则说明已引起胆管炎。

**4.黄疸**：出现黄疸，说明胆道蛔虫数量多，且引起了胆管炎和胆道梗阻，病情严重，且患者还可能出现肝大。

## 📷 急救处理方案

当怀疑是胆道蛔虫症时，应立即送医或拨打120急救电话。在此期间，家属可采取一些措施缓解症状。

1.蛔虫不喜欢酸性环境，所以可取食醋100毫升用温开水适量稀释后一次喝下，以促使蛔虫退出胆道，缓解疼痛。

2.让患者取半卧位，家属用掌根在其胆囊区由右上向左下按摩推压，反复多次，促使蛔虫退出胆道。

### 日常照护

1.急性期控制后，应严格遵医嘱定时、定量用药，一般在清晨空腹或晚上睡前服用，尤其驱虫药的药量务必充足，以彻底杀死蛔虫，避免复发。

2.患者需卧床休息，保持环境安静，并安慰患者的情绪。

3.如出现畏寒、高热症状时，可用冰袋或温水擦浴等方法进行物理降温。

4.患者如有呕吐，须及时清理呕吐物，保持口腔清洁，以防口腔感染。

5.患者大量出汗时，应及时更换衣物，以免感冒降低免疫力。

6.可配合药物用热水袋局部热敷，以减轻疼痛。

7.驱虫期间须观察大便中排虫的情况，并密切观察患者的病情变化，如有进展或出现异常，应立即通知医生，进行相应处理。

8.定期复查，观察胆道蛔虫症的情况，以便及时调整治疗方案。

9.养成良好的卫生习惯，饭前、便后一定要洗净手，勤剪指甲，不随地排便，减少蛔虫感染的风险。

### 饮食调养

1.病情严重者应禁食，给予静脉营养支持。

2.症状缓解期，宜进食高热量、高蛋白质、高维生素、易消化的流质或半流质饮食，少食多餐。

3.多吃坚果类、酸性的水果等食物，如核桃、榛子、橘子、柚子、柠檬、猕猴桃等。

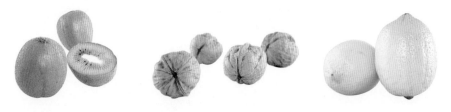

4.不喝生水，不吃生冷蔬菜和未洗净的瓜果，水果尽量削皮吃。

5.忌食高脂肪、高胆固醇及辛辣刺激的食物，多吃新鲜的蔬菜和水果。

### 运动指导

1.急性发作期：卧床休息，减少活动。

2.病情缓解后：鼓励患者适当进行锻炼，以增强体质，提高免疫力。但注意要劳逸结合，避免剧烈运动。

# 转移性右下腹疼痛,有固定压痛点,
# 可能是急性阑尾炎

急性阑尾炎是外科最常见的一种急腹症。阑尾又称蚓突,它是一根细长而弯曲的盲管,长约6~8厘米,直径0.5厘米,远端闭锁,在腹部的右下方,位于盲肠与回肠之间,活动范围变化很大,可伸向腹腔的任何方位。所以,当阑尾管腔阻塞和细菌入侵导致阑尾急性炎症后,早期痛点不固定,后期病情往往又变化多端,需要尽早发现"报警信号",尽早治疗。

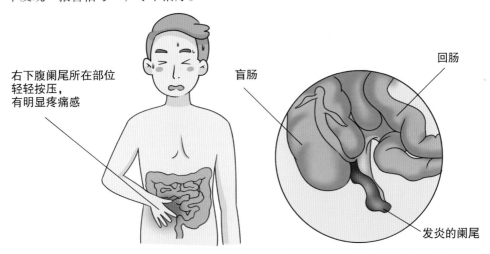

右下腹阑尾所在部位
轻轻按压,
有明显疼痛感

盲肠

回肠

发炎的阑尾

## 🤖 病症解析

### ◆早期症状

**1.转移性腹痛**:急性阑尾炎初期有中上腹或脐周疼痛,疼痛没有固定的位置,常由一个位置过一段时间转移到另一个位置,偶尔为阵发性的。

**2.其他症状**:急性阑尾炎早期可能会出现轻微的厌食、恶心、呕吐、乏力等症状,有些患者会发生腹泻。

### ◆典型症状

**1.右下腹疼痛**:随着病情的进展,数小时后,疼痛逐渐固定于右下腹,原中上腹或脐周痛通常会减轻或消失。但不同的疼痛特点也预示着病情的轻重程度：

- ●阵发性或持续性隐痛、胀痛和钝痛：多是单纯性阑尾炎。
- ●持续性剧痛：多是化脓性或坏疽性阑尾炎。
- ●持续剧痛波及中下腹或两侧下腹：多是阑尾坏疽穿孔的征象。

**急救医生提醒你：**有时阑尾坏疽穿孔后，腹痛反而减轻，但这只是暂时的，等炎症侵袭腹膜后，疼痛就又会加剧。

**2.麦氏点压痛和反跳痛：**急性阑尾炎患者在右下腹有一个固定的压痛点——麦氏点，它是阑尾根部在体表的投影点，位于右髂前上棘与脐连线的中、外1／3交界处。如果用手指触压麦氏点有压痛，手指离开后痛感更强，也就是反跳痛，则可判断是患了急性阑尾炎。

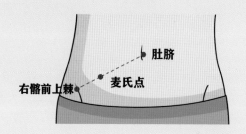

**3.发热：**患者多为低热，不超过38℃，无寒战。如果出现高热，则说明已发生阑尾坏疽、穿孔或已并发腹膜炎。如果伴有寒战、黄疸，则说明已发生门静脉炎。

**4.腹肌紧张：**用手触摸腹部肌肉，如果有抵抗感，说明腹肌紧张，多是阑尾化脓导致的，如果是坏疽穿孔并发腹膜炎时，腹肌紧张会更为显著。

## 😀 急救处理方案

1.患者可取半卧位，以减轻腹痛。

2.不要擅自服用止痛药，以免掩盖病情，延误治疗。

3.禁止饮食。

4.观察腹痛部位、腹肌紧张程度、压痛的部位和范围、体温、脉搏的变化。

**医学术语解读:压痛与反跳痛**

压痛和反跳痛是腹膜刺激征的一种表现,即用手指按压腹部出现压痛后,继续压在痛处稍停片刻,当压痛感觉趋于稳定后,再迅速抬起手指,如果此时患者感觉腹部疼痛加重,并有痛苦表情,就称为反跳痛。当急性阑尾炎发作时,腹膜壁层受到炎症累及,往往就会出现腹肌紧张、压痛与反跳痛。

## 日常照护

1.全麻术后应平卧,麻醉清醒后6小时且无异常时可改为半卧位,以利于引流及减轻腹部切口的张力,避免切口撕裂,缓解疼痛。

2.保持良好的排便习惯,防止便秘,以减轻腹腔压力。

3.遵医嘱用药,注意切口情况,并及时更换敷料,保持切口清洁干燥。

4.注意术后保暖,尤其注意避免腹部受寒。

5.观察患者有无腹痛、腹胀,排气、排便异常情况,如有相关表现,须立即就医。

## 饮食调养

1.药物治疗的患者:应遵医嘱进食清淡、易消化、流质的饮食,少食多餐,以减轻腹胀和腹痛。

2.手术患者:术后应禁食,等排气后,先喝少量水,若无不适,可进食流质饮食,如米汤、稀粥等,以后随病情恢复情况逐渐过渡到半流质、软食、普食,保证高热量、高蛋白、高维生素、低脂肪饮食。

3.饮食要规律,细嚼慢咽,每餐不宜过饱,避免暴饮暴食。

4.不宜过早食用牛奶、红薯等易导致胀气的食物,避免食用羊肉、海鲜等发物及生冷坚硬、肥甘厚味、辛辣刺激等食物。

## 运动指导

1.术后应多进行有节律的深呼吸,并每隔2小时在床上翻翻身。

2.术后24小时可下床活动,可防止术后肠粘连,促进肠功能恢复。

3.康复后需加强运动,增强体质,提高免疫力,但须注意,餐后不要做剧烈运动,尤其是跳跃、奔跑等,以免复发。

## 急性脐周或中上腹剧烈绞痛，伴腹泻、呕吐、发热、寒战等，可能是急性坏死性小肠炎

急性坏死性小肠炎，是一种发生在小肠的急性炎症，会导致小肠广泛出血、坏死，在小儿急腹症中比较常见，常于夏秋季节发病。而且此病一般无前驱症状，常突然爆发，早期可发生休克，如果不及时治疗可危及生命。因此，了解此病的症状表现对早期诊断、及时救治很有帮助。

### 😷 病症解析

**1.腹痛：**突然出现腹痛，最初在脐周或中上腹，一阵阵地绞痛（即痉挛性疼痛），然后疼痛逐渐加剧，疼痛范围也逐渐转为全腹，呈持续性疼痛。

**2.腹泻：**腹痛之后即出现腹泻，大便初为糊状稀便，继而转为黄水样，含黏液；1~2天后转为血便，便血量不等，通常呈洗肉水样或果酱样；便血量多者则呈赤豆汤样，有暗红色血块，粪便少且有腐败腥臭味。

**3.呕吐：**呕吐与腹泻同时发生，呕吐物可为黄水样、咖啡样或血水样，也可能呕吐胆汁。

**4.全身症状：**起病后即可出现全身不适、虚弱、中度以上发热等症状，严重者可出现脱水和疲乏、嗜睡等代谢性酸中毒症状，甚至休克。

### 🚑 急救处理方案

1.立即送医，并立即禁食禁饮水。

2.呕吐时注意让患者头歪向一侧，及时清理口腔中的呕吐物，避免误吸。

3.体温过高时，用冰敷、温水擦浴等物理方法给患者降温。

4.观察并记录呕吐物、大便的颜色、性质、量，就诊时反馈给医生。

5.休克患者的急救措施：

●让患者平卧，下肢微抬高，以利于血液的回流，并注意保暖。

●将患者的颈部垫高，下巴略微抬起，头偏向一侧，保持呼吸道通畅。

## 日常照护

1.让患者卧床休息，耐心抚慰，缓和情绪，转移其注意力，有助缓解腹痛。

2.监测体温，38.5℃以下可用物理方法降温，高热者可用药物降温。

3.进行胃肠减压的患者，需观察并记录腹胀消退情况及引流液的颜色、性质、量，并做好口腔护理。

4.观察并记录大便的变化，及时、正确留取大便标本送检；每次便后用温水洗净臀部，并涂抹油膏，以减少大便对臀部皮肤的刺激。

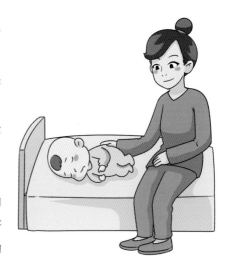

5.观察并记录呕吐的变化，及时清除呕吐物，用温水漱口，避免口腔感染。

6.平时应注意卫生，饭前、便后要洗手，避免细菌感染。

## 饮食调养

1.急性期需禁食7~14天，可通过静脉补充营养液，避免过早进食，以免复发。

2.待血便、腹胀减轻，大便潜血试验阴性后，可遵医嘱进食流质食物，进而恢复为半流质饮食、软食、普通饮食，以清淡、易消化、低脂、高热量、高蛋白、高维生素饮食为宜。

3.新生儿患者恢复进食需从水开始，无异常再喂食稀释奶，然后视恢复情况逐渐增加奶量和浓度。

4.在调整饮食期间，注意观察腹部及大便情况，发现异常立即与医生沟通处理。

5.注意饮食清洁卫生，防止带菌食物进入消化道。

## 运动指导

1.急性期：严格卧床，减少活动。

2.恢复期：可协助患者在床上活动或下床走动，帮助恢复胃肠功能。

3.痊愈出院后：需加强运动锻炼，每周进行3~5次的有氧运动，每次30~60分钟，以增强体质，提高免疫力。

## 阵发性或持续性腹痛，伴腹胀、恶心、呕吐、不排气排便，多是急性肠梗阻

　　肠梗阻，顾名思义就是肠道的某一段堵住了，肠内容物不能顺利通过而发生障碍。肠梗阻如果不及时干预，可能会导致肠穿孔、腹膜炎等严重后果，危及生命。所以，大家在发现有肠梗阻的发病信号时，应及时就医。

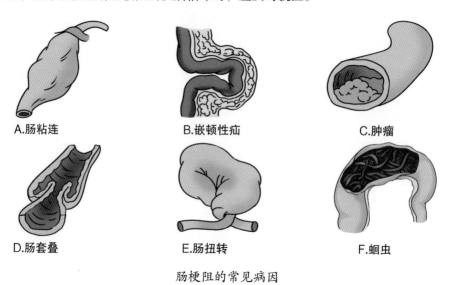

A.肠粘连　　　　　　　　B.嵌顿性疝　　　　　　　　C.肿瘤

D.肠套叠　　　　　　　　E.肠扭转　　　　　　　　F.蛔虫

肠梗阻的常见病因

### 🔲 病症解析

#### ◆早期症状

　　1.阵发性腹痛：疼痛突然发作，但疼一阵儿就过去了，过会儿又发作。

　　2.恶心、呕吐：患者常会出现不同程度的反射性呕吐，即先出现恶心，然后呕吐，吐后并不感到轻松；呕吐物为食物、胃及十二指肠内容物。

　　3.排气、排便不畅：患者会感觉排气排便减少、不通畅。

#### ◆典型症状

　　1.腹痛：通常是一阵阵的痉挛性绞痛。如果腹痛的间隔时间不断缩短，疼

痛程度一阵阵加重，甚至是持续性疼痛，则可能是绞窄性肠梗阻；如果是持续性剧烈腹痛，则可能是肠壁已发生缺血坏死。

2.呕吐：梗阻位置高低不同，患者会出现不同的呕吐特征：

| 肠梗阻位置 | 呕吐症状 | 呕吐物 |
| --- | --- | --- |
| 高位（十二指肠、空肠）肠梗阻 | 呕吐出现早且较频繁 | 呕吐物为胃及十二指肠内容物 |
| 低位（回肠）肠梗阻 | 呕吐出现晚且少 | 呕吐物开始为胃内容物，后期为粪样的肠内容物 |

3.腹胀：多在梗阻出现一段时间后出现腹胀，一般梗阻位置越低，腹胀越明显、范围越大，可遍及全腹。如果没有阵发性腹痛，只是持续性地全腹胀和不适，则多是麻痹性肠梗阻。

4.停止排气、排便：当发生完全性肠梗阻，也就是肠道被完全堵住后，大多数患者不再肛门排气、排便；如果排出血性黏液样粪便，多是绞窄性肠梗阻；如果小儿患者排出果酱样血便，则是肠套叠。

## ☏ 急救处理方案

无论哪种类型的肠梗阻，都须立即送医或拨打120急救电话，不得延误。在等待就医的过程中，患者和家属需这样做：

1.禁饮食，患者可取半卧位，保持安静；家属要耐心安慰，消除其紧张情绪。

2.呕吐时：应坐起或头侧向一边，及时清除口腔内的呕吐物，保持呼吸道通畅。呕吐后漱口，保持口腔清洁。家属应注意观察呕吐物的颜色、性状和量，并做好记录，以便就医时反馈给医生。

3.禁止擅自服用止痛药、止吐药；切勿热敷腹部，以避免炎症扩散。

## ⚕ 日常照护

1.术后患者应去枕平卧，头偏向一侧，保持6小时，以防呕吐后误吸。待全麻清醒、血压平稳后再协助患者取半卧位，可放松腹肌，利于胃肠内积液引流。

2.每次呕吐后要用温开水漱口，保持口腔清洁，防止口腔感染。

3.进行胃肠减压的引流管要保持通畅，避免受压、折叠或脱出；注意引流液的颜色、性质和量；注意引流管要低于切口，以防引流液逆流，导致腹腔感染。

4.平时注意养成定时排便的习惯，保持肠道通畅，防止便秘，必要时可适量使用通便药物。

5.注意个人卫生，饭前、便后要洗手，避免感染。

6.遵医嘱正确用药，定期复查。手术治疗的患者，应注意观察切口的愈合情况，保持干燥，避免感染。

7.观察病情，如果出现腹痛、腹胀、呕吐、停止排便等情况，应立即就医。

## 🍱 饮食调养

1.急性期和手术患者继续禁水，待腹痛缓解、腹胀消失、肛门排气排便、肠鸣音恢复正常后，可遵医嘱饮用稍凉的温开水或进食温流质食物，如米汤、面糊、藕粉等，忌食易产气的甜食、牛奶等；随着病情好转，再过渡到半流质饮食，如米粥、豆腐脑、碎菜叶、烂面条等；如无不适，再过渡到软食，如软面片、馒头、无糖面包等；最后恢复到普通饮食。

2.饮食宜清淡，以少渣、温、软、高维生素为主，忌食过于坚硬、粗糙、油腻、辛辣等不易消化的食物。

3.注意少食多餐，细嚼慢咽，避免暴饮暴食，减轻胃肠负担。

4.注意饮食卫生，不喝生水，忌食不洁食物，避免肠道感染。

## 🍱 运动指导

1.术后6小时：家属可协助患者定时翻身，并进行深呼吸、有效咳嗽咳痰及四肢的伸屈运动，以促进肠蠕动恢复，防止术后肠粘连。

2.在医生指导下尽早下床活动，在病房内或走廊里散散步，保证适量运动，促进胃肠功能的恢复。

3.出院后，坚持每天进行适当的体育锻炼，增强体质。但要注意，饭后不要立即运动，更不可进行剧烈运动。

4.每天饭后可进行腹部按摩，能促进肠胃蠕动，帮助食物消化吸收，促进腹腔内的血液循环，防止便秘。

# 突发剧烈腹部绞痛、恶心、频繁呕吐、腹泻，警惕急性肠系膜上动脉栓塞

肠系膜上动脉栓塞是一种外科急腹症，是由于脱落的栓子进入肠系膜上动脉造成阻塞所引起的。肠系膜上动脉是从腹主动脉分出来的，是消化道最重要的供血动脉，有多个分支，负责给肠道供血。这条动脉的主干口径较大，与腹主动脉呈倾斜夹角，血流方向也与腹主动脉一致，所以，主动脉中的栓子很容易被血流冲进肠系膜上动脉里面去，当遇到血管狭窄处或分叉处就容易导致血管栓塞。动脉突然中断供血，受累的肠袢就会发生急性缺血、坏死。所以，这个病起病急骤，发展迅速，病情凶险，而且容易误诊，病死率高，需要大家提高警惕。

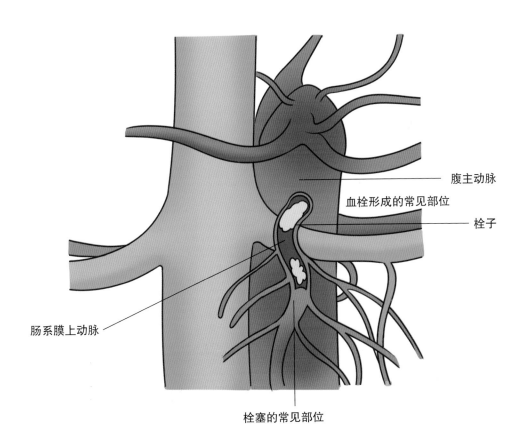

腹主动脉

血栓形成的常见部位

栓子

肠系膜上动脉

栓塞的常见部位

## 📷 病症解析

**1.腹痛**：突然发作的腹部剧烈痉挛性疼痛，让人难以忍受，常疼得大汗淋漓，而且疼痛会一直持续，吃止痛药也不能缓解；但当患者呕吐物为血性水样物时，腹痛会减轻。

**2.恶心、呕吐、腹泻**：患者会发生强烈的胃肠道排空症状，即频繁的恶心、呕吐、腹泻，这是急性肠系膜上动脉栓塞的三联征。呕吐物、排泄物开始时为胃肠的内容物，如果变为血性水样物或排出暗红色血便，则说明肠黏膜已发生坏死或溃疡。

**3.腹部体征**：刚发病时腹部柔软，用手按压痛感不明显；发病6～12小时后，常会出现明显的腹胀、压痛、反跳痛、腹肌紧张等腹膜刺激征。

**4.全身症状**：患者会有发热症状，甚至发生休克，表现为脉搏跳动过快且虚弱、血压下降、发绀、指端青紫、皮肤湿凉、呼吸困难等。

**急救医生提醒你**：堵塞肠系膜上动脉的栓子主要来自心脏，所以，风心病、冠心病、感染性心内膜炎及近期心肌梗死患者是此病的高危人群，一旦出现疑似症状，须立即就医。

## 📷 急救处理方案

一旦发生肠系膜上动脉栓塞，死亡率极高，抢救肠管缺血的黄金时间在12小时内，因此，必须立即送医或拨打120急救电话。在等待就医时，患者及家属需这样做：

1.禁食禁水，尽量保持卧姿休息。

2.呕吐时，要将患者头偏向一侧，防止将呕吐物误吸入呼吸道。

3.观察呕吐物与大便的颜色、性质、量及呕吐和大便的频率，以便就诊时告知医生。

4.尽力安抚患者，避免紧张、恐惧的情绪，保持情绪稳定。

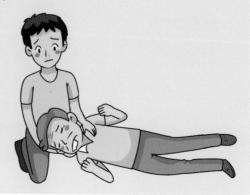

## 日常照护

1.术后患者须去枕平卧,进行造影检查的肢体须伸直,不能弯曲,保持6小时。

2.术后密切观察患者的手术切口、造影穿刺部位的愈合情况。

3.观察患者呕吐物及大便,如有异常,及时与医生沟通。

4.发热时应及时用物理方法降温,高热时可遵医嘱服用退热药。

5.患者出汗多,要注意保暖,及时更换衣物、床单等,并做好皮肤护理,保持皮肤的清洁干燥。

6.家长协助患者翻身、叩背,患者也可通过深呼吸、有效咳嗽等方法来促进咳痰;如果咳痰无力则须经口或经鼻吸痰,防止肺感染加重。

7.消除患者的负面情绪,增强战胜疾病的信心。

8.如果患者腹痛难忍,家属应尽量分散患者的注意力,缓解疼痛;若实在不耐受,可遵医嘱服用止痛剂。

9.戒烟酒。

## 饮食调养

1.术后:须禁食禁水,通过静脉补液的方式提供肠外营养。

2.拔除胃管后:可遵医嘱进食流质饮食,注意少量多餐,帮助胃肠道功能逐渐恢复。

3.病情稳定后:须严格控制脂肪的摄入量,进食低脂、少渣、高热量、高蛋白、高维生素的半流质、软食,以保护肠道黏膜,减轻腹泻。

4.禁食奶制品、萝卜、红薯等易产气的食物,以免胃肠道不适。

5.出院后3月内仍须坚持少量多餐、细嚼慢咽、低脂的饮食原则,以减轻胃肠道负担。

6.禁食一切生冷、粗糙、肥甘厚味、辛辣刺激的食物。

## 运动指导

1.术后6小时:在病情允许的情况下,鼓励患者半卧位、翻身、伸展四肢,以促进胃肠蠕动。

2.病情稳定后:可尽早下床活动,促进血液循环,恢复胃肠功能。

3.平时可在身体条件允许的前提下,坚持进行适宜的体育锻炼,增强体质。

139

## 女性下腹突发撕裂样或阵发性疼痛，停经或有不规律的阴道出血，可能是异位妊娠破裂

异位妊娠，又称宫外孕，是妇科一种危险的急腹症。正常情况下，受精卵会通过输卵管进入子宫，再发育成胎儿。但是，由于一些原因，比如输卵管炎症、输卵管畸形等，使受精卵无法到达子宫腔内，而是在子宫外的某个地方停留下来发育，这就成了宫外孕。宫外孕最常见的地方就是输卵管。随着受精卵的发育，输卵管过度膨胀，就会导致破裂出血，患者往往会因失血过多导致休克，甚至死亡，非常危险。所以，必须对此病高度警惕，发现"报警信号"，及时就医。

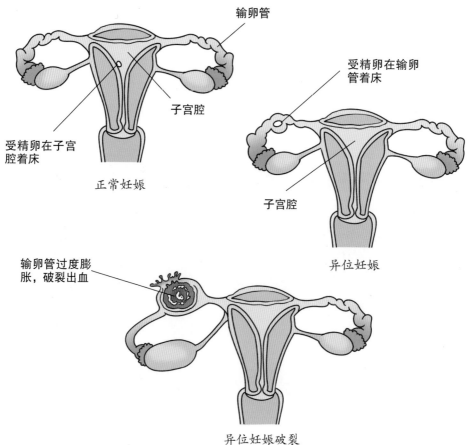

输卵管

子宫腔

受精卵在子宫腔着床

正常妊娠

受精卵在输卵管着床

子宫腔

异位妊娠

输卵管过度膨胀，破裂出血

异位妊娠破裂

## 🔲 病症解析

### ◆ 早期症状

**1.停经:** 部分患者在发病前会有6~8周的停经史,同时还会出现恶心、呕吐等早孕反应。

**2.阴道出血:** 患者会有不规则的阴道出血,大多是点滴出现,呈黯红或深褐色,虽然量少,但淋漓不净,总是有,常被误认为是月经;少数患者出血量较多,类似月经。

**3.下腹隐痛:** 异位妊娠未破裂时常出现一侧下腹隐痛(指时而出现,时而感觉不到,时而比较重,时而又轻的一种疼痛)或酸胀感。

### ◆ 典型症状

**1.突发下腹痛:** 这是异位妊娠破裂的主要症状,通常是下腹一侧突然出现撕裂样或阵发性剧烈疼痛,如果出血多的话,疼痛可扩散至全腹部;血液刺激膈肌时可引起肩胛部放射性疼痛,就是痛感从膈肌一直延伸到肩胛部位;常伴有阴道出血、恶心、呕吐、肛门有坠胀和排便感。

**2.晕厥与休克:** 异位妊娠破裂出血越多、越快,症状出现得也越迅速、越严重,轻者会出现晕厥,严重者则会出现面色苍白如纸、怕冷、乏力、心跳快而强且心前区不适、血压下降等失血性休克征象。

**3.腹部体征:** 腹部患侧有明显的压痛、反跳痛,轻度腹肌紧张;出血较多时可出现腹部膨胀鼓起。

## 🔲 急救处理方案

1.立即送医或拨打120急救电话,并安抚患者的情绪,减轻腹部压力。

2.如出现晕厥,须:

● 让患者平卧,取头低脚高位。

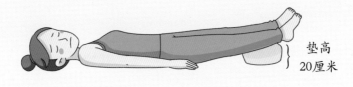

垫高20厘米

●松开衣领、腰带，解开内衣，保持呼吸通畅。

●注意保暖。

●从下肢开始做向心性按摩，促使血液流向脑部。

3.如出现休克，须：

●将患者头部抬高15厘米，下肢抬高20厘米，有利于增加回心血量，改善脑供血不足。

●及时清除呕吐物，保持呼吸道通畅，避免误吸，有条件的可吸氧。

●注意保暖。

## 日常照护

1.术后去枕平卧6小时，绝对卧床休息，切勿搬动或按压下腹部，并尽量减少体位改变和增加腹压的动作，如咳嗽、用力排便等。

2.保持大便通畅，必要时可使用缓泻剂。

3.平时应保持良好的卫生习惯，大小便后清洁外阴，勤洗澡，勤换内衣裤，尤其在产后、流产后、月经期要注意卫生，防止生殖系统的感染，一旦出现炎症应积极彻底地治疗，避免留下隐患。

4.术后1个月内避免性生活，避孕6个月以上，下次妊娠时须及时就诊，且不要轻易终止妊娠。

## 饮食调养

1.术后6小时可给予流质饮食，待肛门排气后可给予半流质食物。

2.饮食宜清淡、营养丰富、易消化，尤其是富含蛋白质、铁、维生素C的食物，如鱼肉、蛋类、瘦肉、豆类、绿叶蔬菜、水果等。

3.避免食用抑制铁吸收的食物，如浓茶、咖啡、柿子、石榴、山楂等。

4.多吃富含膳食纤维的食物，避免便秘。

## 运动指导

1.术后6小时即可进行翻身、伸展四肢等床上活动。

2.尽早下床活动，促进伤口愈合，同时改善肠胃功能。

3.平时应加强锻炼，增强体质，提高免疫力。

# 第五章

导致发热的原因很多，
这些疾病不要被忽视

发热是指病理性体温升高。在很多疾病中，发热都是病情进展过程中的一种重要表现。有些发热具有典型的热型、病程，临床特点具有特异性，比较容易诊断；而有些患者则长期发热，却无特异体征，不容易做出诊断，且容易误诊。而正是这些原因不明的发热，往往是大病的『报警信号』，更需要我们重视起来，查明病因。

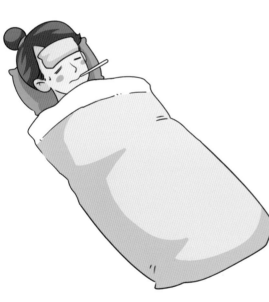

## >>> 发热的病因
## 及诊断流程

　　人体的体温是指人身体内部的温度，通常保持在相对恒定的范围内，即36～37℃之间（腋窝）。发热就是指人体的体温升高，超过了正常范围。发热时间少于2周为急性发热，超过1个月以上为慢性发热或持续性发热。

　　每当小孩子发热，家长就赶紧给孩子吃退热药，担心烧坏了身体。其实发热是人体必要的保护机制，发热时体温升高，限制了一些病原微生物的活性和繁殖，而人体的免疫系统反应性则显著增强。可以说，发热是锻炼人体免疫系统的机会。

　　当然，这并不是放任机体自行和病菌做抗争，发热用不用吃药、上医院是要分情况的。临床上，根据体温升高的程度，分为低热、中热、高热及超高热四个等级。退热的方法一般以体温38.5℃为界。

　　●体温不超过38.5℃，无其他严重症状：可以先观察情况，采取物理降温的方法，比如多喝水、多排尿、冷敷、温水擦洗、洗温水澡等，不用急着吃退热药或去医院。

　　●体温超过38.5℃：可服用退热药物。

　　发热虽对免疫系统有一定的好处，但其坏处仍然不可小觑。尤其有时候发热还是某些重大疾病的典型症状，所以，弄清发热的病因非常重要。那么，都哪些病症会导致发热呢？让我们通过下面的表格来了解一下。

| 发热的病因 | 常见疾病 |
| --- | --- |
| 感染 | 脑炎、脑膜炎、败血症、大叶性肺炎、肺结核、支气管炎、扁桃体炎、咽喉炎、流行性感冒、尿路感染、伤寒、麻疹、手足口病、幼儿急疹等 |
| 非感染 | 恶性高热、恶性肿瘤、白血病、急性溶血反应、风湿热、药物热、结缔组织病、甲状腺功能亢进、脑出血、心力衰竭、鱼鳞病、中暑等 |

　　从上表可知，发热往往是很多急病、大病的信号，只有找出发热的病因进行积极的治疗，才是解决发热的根本办法。所以，当身体出现不明原因的急性发热或慢性发热时，应视情况尽早去医院检查。对发热，医院有一套严格的诊断流程，我做

了一个流程图，大家可了解一下。

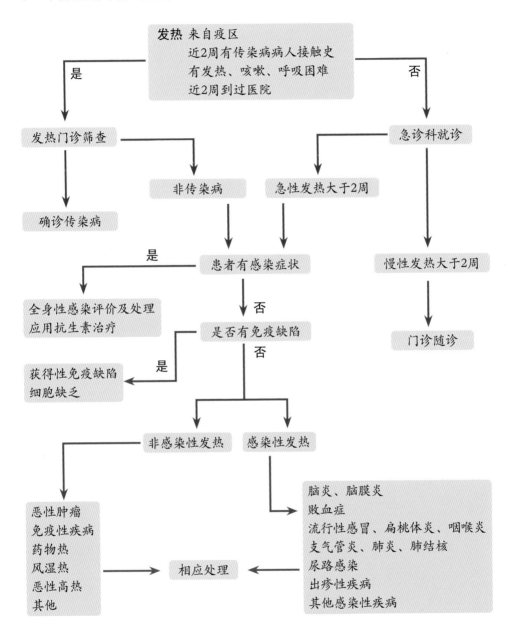

按照这套诊断流程，就能尽快查清发热的确切病因，及时采取治疗措施。本章中我特意挑选了几种临床常见的会导致发热的疾病。了解它们发作时的典型症状，就能做到早发现，并立即采取正确的处理措施，最大限度减少伤害。

## >>> 发热超过2周，感染、出血、贫血、骨痛，
# 可能是白血病的早期表现

　　白血病，是一类造血系统的恶性克隆性疾病。在致癌因素的作用下，人体血液中的白细胞失去控制，大量增殖，出现于骨髓、肝、脾、淋巴结及周围血液中，抑制正常造血功能，使正常的红细胞和血小板数量减少，从而引发一系列病症。

　　白血病有多种类型，但不论哪种类型，都非常凶险。所以，建议大家能了解白血病的早期信号，越早发现，越早治疗，愈后效果就越好。

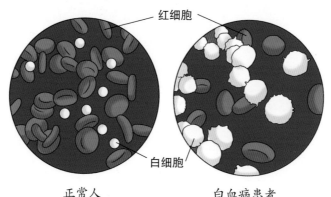

红细胞

白细胞

正常人　　　　　　　　白血病患者

---

📷 **病症解析**

◆ **早期症状**

　　1.出现不规则的发热和感染，类似"感冒"症状，尤其是经过抗感染治疗仍不能控制的感染发热，要警惕白血病的可能性。

　　2.皮肤上出现出血点或瘀斑，有些患者会有鼻出血、牙龈出血、月经过多或拔牙后出血难止等表现。

　　3.患者早期还会出现逐渐加重的面色苍白、虚弱、乏力、淋巴结肿大和骨痛等。

◆ **典型症状**

　　1.**发热**：患者常会出现不同程度的发热，有的伴有感染，比如咽峡炎、口腔炎、肛周感染等，严重者可发生高热、寒战。

**2.贫血：**患者常有面色苍白、皮肤发黄无光泽、倦怠乏力、心悸、气短、下肢水肿等贫血症状，且随病情发展逐渐加重。

**3.出血：**以皮肤瘀斑、牙龈出血、鼻出血、女性月经过多最常见。

**4.骨和关节疼痛：**疼痛比较剧烈，部位不固定，1/3患者可有胸骨痛，受压时痛感更明显；也可为四肢骨、关节、骨盆或背部弥漫性疼痛。

**5.淋巴结肿大：**可在颈部、腋下、腹股沟等处触及肿大的淋巴结。

### 😷 急救处理方案

当出现不明原因的发热、贫血、出血、骨痛等症状，要及时就医检查。一旦确诊，要保持乐观心态，积极配合医生制定适宜的治疗方案，定期复诊。

### 日常照护

1.多休息，生活规律，睡眠充足，避免过度劳累。

2.注意口腔清洁，用软毛刷刷牙，或用漱口水漱口，避免牙龈出血。

3.防止便秘，每次大便后用温水清洗肛周，或用1∶5000高锰酸钾溶液坐浴。

4.做好家居卫生，经常开窗通风；勤换内衣，衣被要勤晒。

5.经常戴口罩，并定期更换口罩，可有效预防呼吸道感染。

6.避免接触呼吸道感染患者，更不要去人多或封闭的公共场所。

7.关注天气变化，随时增减衣物，注意保暖，避免感冒。

### 饮食调养

1.饮食宜清淡、易消化，保证高热量、高蛋白、高维生素。

2.戒烟酒，忌食肥甘厚味、生冷、坚硬、辛辣、油炸、腌熏烤等食物。

3.注意饮食卫生，不吃生食，餐具要消毒，避免感染。

4.化疗期间应多饮水，并在医生的指导下服用碱性药物或调整食谱，以保持碱性尿。

### 运动指导

1.急性期：可在室内进行适度锻炼，尽量减少户外活动，防止感染。

2.通过化疗达到缓解的患者：可适当到户外运动，但要避免劳累。

## >>> 不明原因的发热、慢性腹泻、消瘦、盗汗，
## 警惕艾滋病

　　艾滋病的全称是获得性免疫缺陷综合征（AIDS），是一种危害性极大的传染病，由感染人类免疫缺陷病毒（HIV）引起。HIV专门攻击人体的免疫系统，使人体免疫细胞功能出现缺陷，逐渐丧失抵抗各种疾病的能力，最终使人因各种感染或发生肿瘤而死亡。

　　感染HIV的人都是本病的传染源，包括HIV感染者和艾滋病患者。HIV主要存在于传染源的体液中，如血液、精液、阴道分泌物、脑脊液、胸腹水、羊水和乳汁等，所以其感染和传播途径主要有三种：

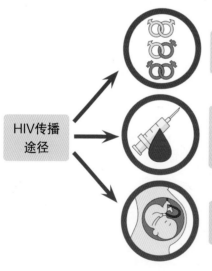

性接触传播：不安全的同性、异性、双性性接触

经血液及血制品传播：共用针具静脉注射毒品、共用剃须刀等刺穿人体的物品，不安全规范的介入性医疗操作、文身等

经母婴传播：宫内感染、分娩、哺乳时传播

　　HIV在人体内的潜伏期平均为8～9年，在潜伏期内，患者可以没有任何症状。但一旦发病，病情进展迅速，最终会因全身衰竭而死亡。所以，预防艾滋病是最重要的。此外，还须了解其症状表现，以便早期发现疾病的信号，及早治疗，对延长生命非常重要。

　　**急救医生告诉你：** 这些途径不会传染艾滋病。

　　1.日常接触，如语言交流、握手、拥抱、礼节性接吻、共同进餐等。

2.共用物品，如共用电话、工具、钱币、办公用品、餐具、被褥、游泳池、淋浴、卫生间等。

3.咳嗽、打喷嚏、蚊虫叮咬等。

## 🔲 病症解析

### ◆ 早期症状

艾滋病的早期症状通常发生在初次感染HIV后的2~4周，以发热最为常见，可同时伴有头痛、咳嗽、咽痛、恶心、呕吐、腹泻、盗汗、皮疹、肌肉关节痛、口腔感染、淋巴结肿大等。大多临床症状比较轻微，持续1~3周后缓解。

### ◆ 典型症状

**1.发热**：原因不明的不规则发热，多在38℃以上，持续1个月以上。

**2.慢性腹泻**：每天大便3次以上，持续1个月以上。

**3.盗汗**：毫无缘由地出虚汗，尤其夜间出虚汗较多，持续1~2周以上。

**4.消瘦**：不明原因的消瘦，6个月之内体重下降10%以上，最多可降低40%。

**5.感染**：反复发作的各种机会性感染，如口腔白念珠菌感染、单纯疱疹病毒感染或带状疱疹病毒感染、细菌性肺炎、活动性结核、青霉菌感染等。

**6.神经精神症状**：头痛、癫痫、痴呆、精神淡漠、性格变化、记忆力减退等。

**7.呼吸道症状**：长期咳嗽、持续性胸痛、呼吸困难，严重时痰中带血。

**8.其他消化道症状**：食欲下降、厌食、恶心、呕吐，严重时可便血。

**9.淋巴结肿大**：腹股沟、腋窝、颌下等多个部位淋巴结肿大，淋巴结直径1厘米以上，无压痛，无粘连，持续3个月以上。

## 🔲 急救处理方案

1.无症状HIV感染者：可根据病情及患者个人意愿进行抗病毒治疗，并密切监测病情的变化。

2.已发展为艾滋病的患者：应多休息，积极治疗，以避免病情进一步发展。加强支持疗法，如输血、营养支持疗法，以维持水及电解质平衡。

**急救医生提醒你：** 这些人须主动进行艾滋病检测。

1.有过不安全性行为，如未使用安全套、多个性伴侣者。

2.使用过共用针具吸毒者。

3.性伴侣是艾滋病抗体检测阳性者。

4.在非正规医疗机构拔牙、文身、输血者。

## ⊟ 日常照护

1.日常作息要规律，保证充足的睡眠，切勿熬夜和劳累。

2.保持良好的心态，不要自暴自弃、情绪激动、抑郁，维持正常工作和学习的状态，以坚强乐观的态度对抗疾病。

3.保持一个干净、整洁的生活环境，多通风，勤洗手，口腔保持清洁，正确处理污染物，远离宠物。

4.远离HIV暴露场所和可能感染其他疾病的环境。

5.冬季注意保暖，防止感冒。

6.节制性生活，正确使用安全套，进行安全性行为，防止交叉感染。

7.严禁吸毒，不与他人共用注射器，不要擅自输血和使用血制品。

8.不要借用或共用牙刷、剃须刀、刮脸刀等个人用品。

## ⊟ 饮食调养

1.饮食要均衡，少食多餐，以高能量、高蛋白、高维生素、易消化为宜，保证充足的营养摄入。

2.适当多吃新鲜蔬菜和水果。

3.注意饮食卫生，生熟食物要用不同的刀板，不吃生冷肉食。

4.腹泻及消化不良的患者避免吃纤维多和粗糙的食物；多喝水，多进食液体食物，保证水分的摄入。

5.戒烟酒，忌油腻、辛辣刺激、易导致胀气的食物。

## ⊟ 运动指导

平时应加强运动锻炼，比如伸展运动、散步、游泳、骑自行车等有氧运动，增强身体的免疫力。

# >>> 不明原因的发热、淋巴结肿大，
# 可能是淋巴瘤的信号

淋巴瘤是起源于淋巴结和淋巴组织的恶性肿瘤。因为淋巴系统是布满全身的，所以淋巴瘤可以侵犯到全身任何组织和器官，这也正是淋巴瘤的恐怖之处。所以，建议大家了解淋巴瘤的症状，抓住疾病的早期信号，及早采取正确的治疗措施。

## 😊 病症解析

### ◆ 早期信号

1.不明原因的低热（37.5～38.5℃）或间歇性发热，经治疗后时好时坏。

2.无明确原因的无痛性颈部淋巴结肿大，呈进行性加重趋势。

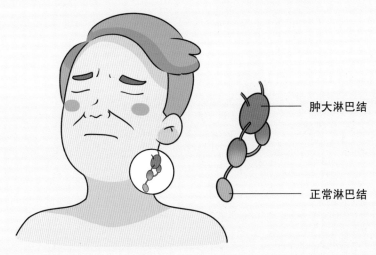

肿大淋巴结

正常淋巴结

3.体重无缘无故迅速下降，半年内可下降10%以上。

### ◆ 典型症状

1.**发热**：不明原因的发热，体温超过38℃，低热和高热间歇性出现。

2.**淋巴结无痛肿大**：以颈部和锁骨上的淋巴结肿大最为常见，其次为腋窝、腹股沟淋巴结。随病情进展，肿大的淋巴结数目越来越多，大小不一，无

痛，中等硬度，坚韧，均匀，表面光滑，可活动。

**3.皮肤病变：**患者的皮肤可能会出现红斑、水疱、糜烂等，晚期会发生破溃、渗液，进而导致局部皮肤增厚、脱屑。

**急救医生提醒你：**有淋巴瘤家族史的人应该提高警惕，每年都要进行体检，发现异常症状时及时就医。

### 😷 急救处理方案

当疑似淋巴瘤症状时应及时就诊检查，确诊后配合医生进行积极治疗，以放化疗为主，遵医嘱用药，定期复查，长期随访。

### 🖨 日常照护

1.急性期或化疗期间应卧床休息，保持室内空气新鲜，温湿度适宜。

2.化疗后5~14天为骨髓抑制期，应减少外出，避免交叉感染。

3.监测体温并记录，根据情况选择合适的降温方法。

4.注意个人卫生，减少感染机会。

●保持皮肤清洁，用温水擦洗身体；出汗后及时擦干汗水，更换衣物。

●做好口腔护理，观察口腔黏膜有无异常，牙龈有无红肿。每日可多次用淡盐水含漱，尤其是进食前后、晨起、晚上睡前，以便清除食物残渣。

●勤洗手，尤其饭前、便后、自我护理前要认真洗手，避免感染。以下为正确的洗手方法（六步洗手法）。

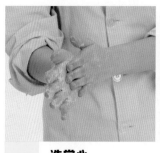

**1 洗掌心**
掌心相对，手指并拢，相互搓擦。

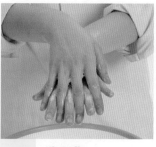

**2 洗手背**
手心对手背，双手交叉相叠，左右手交换各搓洗五下。

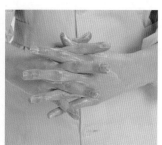

**3 洗指缝**
掌心相对，沿指缝相互搓擦。

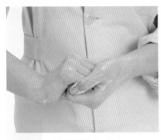

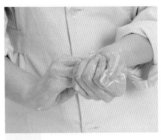

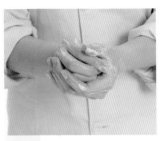

**4** **洗手指关节**
双手手指相扣，指尖放于手心，相互搓洗。

**5** **洗指尖**
将五个手指尖并拢，在另一手掌心旋转搓洗，左右手交换进行。

**6** **洗指背**
弯曲各手指关节，半握拳把指背放在另一手掌心旋转揉搓，双手交换进行。

●每次便后清洗，并用0.02%的高锰酸钾溶液坐浴20分钟。

5.鼓励患者通过咳嗽来排痰，保持呼吸道通畅，呼吸困难者宜吸氧。

6.随天气变化及时增减衣物，尤其要注意保暖，预防感冒。

7.避免一切刺激皮肤的因素，如日晒、冷热转换、各种消毒剂的使用等，内衣宜选用宽松、柔软、吸水功能强、弹性好的棉织品。

8.安慰患者，给予鼓励和支持，使患者保持情绪稳定，可减少耗氧量。

9.可鼓励患者通过深呼吸、听音乐等方法，放松全身肌肉，减轻疲劳。

## 饮食调养

1.饮食清淡、易消化，保证高能量、高蛋白质、高维生素。

2.鼓励患者多饮水，尤其是糖盐水，以预防脱水。

3.注意饮食卫生，吃新鲜食物，不吃生食，不喝生水，水果削皮。

4.戒烟酒、浓茶、咖啡，忌食生冷、油腻、煎炸、刺激胃肠道的食物。

5.多吃些新鲜蔬菜及香蕉、红薯、蜂蜜等润肠通便的食物，防止便秘。

6.放化疗期间，吃些干面包片、脆饼干、新鲜水果等来减轻恶心、呕吐。

## 运动指导

1.早期患者身体允许的话，可适度活动，但应避免劳累。

2.放化疗期间：多休息，少活动，以减小身体消耗。

3.放化疗后康复期：鼓励患者尽早下床活动，可适当锻炼，增强体质。

4.自我感觉不适时，坚持室内活动和床上锻炼。

## >>> 发热，咽部干燥、灼热痛，在吞咽时 疼痛尤其严重，是患了急性咽炎

　　咽是指口腔、鼻腔之后，食管以上的空腔处，是饮食和呼吸的共同通道，分为鼻咽、口咽、喉咽三部分。急性咽炎就是发生在咽部黏膜及周围组织的急性炎症，是由细菌或病毒感染导致的，可通过呼吸道飞沫和密切接触传播，多在秋冬、冬春季节交替的时候发生。

　　急性咽炎可以单独发生，也可能继发于急性扁桃体炎或急性鼻炎之后。通常起病急、进展快，急性单纯性咽炎一般预后良好，而急性坏死性咽炎或水肿性咽炎病情凶险，可危及生命。所以，建议大家能通过本节内容了解急性咽炎的发作症状，及时治疗。

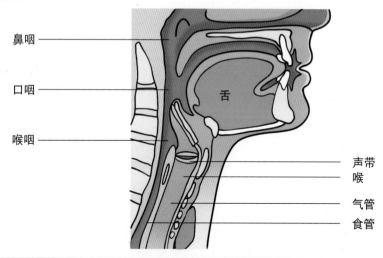

鼻咽　　口咽　　喉咽　　舌　　声带　　喉　　气管　　食管

### ☺ 病症解析

　　**1.咽部干痛：**患者会感觉咽部干燥、粗糙、发痒，灼热样痛，吞咽时疼痛加重，而且吞咽空气比吞咽食物更痛；咽痛可以放射至两侧耳部及颈部。如果咽痛剧烈、口臭、扁桃体和舌体积肿大，甚至张口困难，则是患了坏死性咽炎。如果出现咳嗽和声音嘶哑，说明炎症已向下蔓延至喉部。

　　**2.其他症状：**患者常伴有头痛、发热（体温多在38℃左右，重者可高热达40℃）、畏寒、口渴、四肢酸痛、食欲不佳、颈部淋巴结肿大有压痛等症状。

## 急救处理方案

1.急性单纯性咽炎：

● 患者应多休息，多饮水，进食容易消化的食物，注意大便通畅。

● 高热患者应采用物理降温法或服用退热药积极退热。

● 咽部疼痛较为剧烈，可以口服阿司匹林，并及时就医，遵医嘱用药。

● 如果炎症累及喉部，可以采用药物雾化吸入疗法。

2.急性坏死性咽炎和急性水肿性咽炎应立即就医，急诊治疗。

## 日常照护

1.保持室内空气新鲜，减少粉尘、烟雾及刺激性气体的吸入。

2.室内用加湿器增加空气湿度，或者口含冰块、含片，以缓解咽喉干燥。

3.保证充足的睡眠，注意劳逸结合，不宜过度劳累，不熬夜。

4.及时增减衣物，注意保暖，防止受凉感冒。

5.饭后用温淡盐水（200毫升温水加1茶匙盐）漱口，以清除口腔细菌，减少感染。

6.定时排便，保持大便通畅，防止便秘。

7.疾病流行季节，少去人群密集的场所，减少感染的机会。

## 饮食调养

1.饮食宜清淡、易消化，急性发作期最好进食流质或半流质食物。

2.多喝温热的饮品，如温开水、温热的汤、稀粥等，或者用金银花、胖大海、甘草泡水喝。

3.戒烟酒，忌食过咸、过甜、冷硬、辛辣刺激及易过敏食物。

4.多吃新鲜的水果、蔬菜，补充维生素。

5.注意饮食卫生，忌食不洁饮食、过期饮食。

## 运动指导

痊愈后可根据自身情况，选择适宜的有氧运动，比如快步走、慢跑、游泳、跳健身操等，每周运动3～5次，每次30～60分钟，长期坚持，以增强身体的免疫力。

## >>> 突发高热、畏寒、明显咽痛、 扁桃体红肿，是患了急性扁桃体炎

　　急性扁桃体炎是儿科常见病，在春、秋两季气温变化，人体免疫力下降时最容易发病，多是由于细菌、病毒感染所致。如果急性扁桃体炎反复发作，就会迁延成慢性，引起心肌炎、肾炎等严重疾病。所以，扁桃体炎虽是小病，但也千万不能忽视，一定要重视起来，及早发现扁桃体的"报警信号"，及时治疗。

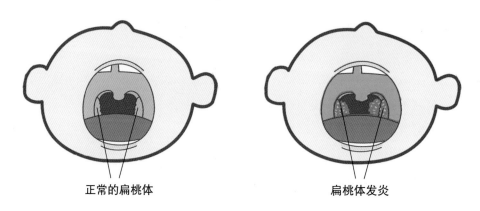

正常的扁桃体　　　　　　　　　　　　　　扁桃体发炎

### 😷 病症解析

　　**1.突发高热**：起病急，体温迅速升高，可达39~40℃，怕冷，打寒战，严重时高热不退，甚至发生惊厥。

　　**2.咽痛**：吞咽时疼痛更明显，甚至畏惧疼痛不敢吞咽，疼痛可放射至耳部，婴幼儿患者常因吞咽疼痛而拒食哭闹。

　　**3.扁桃体肿大**：患者的扁桃体会充血、肿大，有的表面会有白色或黄色的脓点，严重时会连成一片，使说话含糊不清、声音嘶哑，影响呼吸和睡眠。

### 😷 急救处理方案

　　**1.积极退热**：体温不超过38.5℃，可用冷敷、温水擦浴等物理降温法降温；超过38.5℃可遵医嘱服用退热药；退热出汗后及时擦干，更换衣物。

　　**2.**用温盐水漱口，遵医嘱用含漱液、含片、喷雾等进行局部治疗。

3.由病毒引起的扁桃体炎无须使用抗生素，由细菌引起的扁桃体炎可遵医嘱采用抗生素治疗。

**急救医生提醒你：** 如果使用抗生素，务必严格按医嘱在整个疗程内持续服用，以确保感染完全清除，切勿擅自换药、停药或调整剂量。

4.发生高热惊厥须正确处理。（参考165页）

5.出现以下情况须手术治疗：

● 扁桃体过度肥大，妨碍呼吸、吞咽。

● 反复急性发作，每年4~5次以上，有扁桃体周围脓肿病史。

● 长期低热，全身检查除扁桃体炎外无其他病变者。

● 病好后2~3周之内如果出现尿少、眼睑部水肿，则可能是合并肾炎；如果出现发热、关节痛、心慌、脉搏增快，可能是合并风湿热，均须立即就医。

## 日常照护

1.多休息，保证充足的睡眠时间，提高免疫力。

2.注意卫生，勤洗手，每天早晚刷牙、饭后用清水或淡盐水漱口。

3.随着天气变化及时增减衣物，避免受凉感冒。

4.室内温湿度适宜，定时通风换气，避免刺激性气味。

5.在呼吸道传染病高发的季节，出门戴口罩，避免到人群密集的地方。

6.平日若发生感冒，特别是咽喉痛、38.5℃以上的突发性发热，要及时就医。

## 饮食调养

1.急性期：进食清淡、易消化、有营养的流食，如米汤、稀粥、果汁等。

2.多喝温开水，多吃富含维生素的新鲜蔬果。

3.戒烟酒、咖啡、浓茶，忌食煎炸、甜腻、辛辣刺激性食物。

## 运动指导

1.平时应加强运动，增强体质，提高机体的抗病能力。

2.运动出汗后要及时更换衣物，切勿冲凉水澡，避免受寒。

## >>> 突然发热、咽痛，口腔咽峡部 有灰白色疱疹，是患了疱疹性咽峡炎

疱疹性咽峡炎是指发生在口腔咽峡部位的急性炎症。大多由柯萨奇病毒A型和肠道病毒71型引起，多见于6岁以下学龄前儿童，春夏季节高发。病毒主要以粪-口或呼吸道为主要传播途径，患儿感染后可对此型病毒产生免疫，但如果下次接触不同类型的病毒仍然会感染发病，所以，家长们一定要重视。

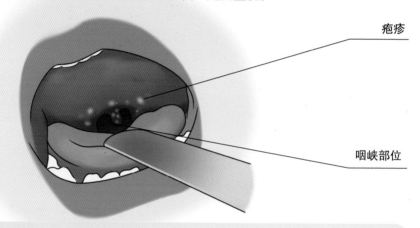

疱疹

咽峡部位

### 😷 病症解析

1.**急性发热**：患者常突然发热，持续2~4天；一般为低热或中热，部分患儿可出现高热，高达40℃以上，甚至引起惊厥。

2.**咽峡部疱疹**：在发热的同时，会在口腔的咽部、软腭、扁桃体前等部位出现疱疹，初起表现为咽部充血，进而出现数个散在的灰白色疱疹，直径2~4毫米，疱疹周围红肿；大约1~2日后，疱疹会溃破形成黄色溃疡。

3.**咽痛**：年龄较大的患儿会说嗓子疼，咽痛严重者可影响吞咽；不会说话的小婴儿会哭闹、流口水、拒奶、烦躁不安。

4.**伴随症状**：患者可能会伴有头痛、咳嗽、流涕、呕吐、腹痛、腹泻等症状。

### 🧰 急救处理方案

疱疹性咽峡炎属于自限性疾病，家长只需要遵医嘱对症处理即可。

1.注意隔离，患儿用过的餐具、玩具等进行消毒处理，防止交叉感染。

2.积极退热：对于轻、中度发热，以物理降温为主；体温超过38.5℃时，可给予对乙酰氨基酚或布洛芬退热。

3.若出现惊厥，不必惊慌，须正确处理（详见165页）。

4.因咽痛进食困难或高热不退者可适当补液，以防止电解质紊乱。

5.小患儿咽痛时，可用冰硼散等吹咽部，或用10%的硝酸银涂于溃疡面上，以减轻咽痛症状；稍大的患儿，可以让其用淡盐水漱口。

6.抗生素对病毒性咽炎无效，但如有发热，可遵医嘱给予抗菌药物治疗，以便控制继发性细菌感染。

7.监测病情，如出现精神萎靡、嗜睡、烦躁不安、面色苍白等症状，应及时就诊。

## 日常照护

1.做好家居卫生，定时开窗通风，保持温湿度适宜。

2.注意患儿的卫生，勤洗手，勤剪指甲，勤换衣物，勤晒被褥，玩具用品定期清洗消毒。

3.患儿衣被适宜，及时增减，如果汗湿，须及时更换，避免受寒。

4.大人不要亲吻孩子，减少病毒感染的机会。

5.饭后大患儿可用淡盐水漱口，小患儿可用生理盐水帮其擦拭口腔。

6.在疾病高发季节少带孩子去人多、空气不流通的地方。

## 饮食调养

1.饮食清淡，急性期应少量多次进食流质或半流质饮食，如米粥、面汤、果汁、菜汁等。

2.多饮温开水，忌食过烫、酸、冷硬、辛辣、刺激性食物。

3.平时应多给孩子吃新鲜蔬菜和水果，以补充维生素，提高免疫力。

4.注意饮食卫生，避免不洁、过期、变质食物。

## 运动指导

平时多带孩子进行户外运动，多晒太阳，以增强免疫力。

## >>> 发热、尿频、尿急、尿痛等,
## 多是尿路感染了

　　尿路感染,也叫泌尿道感染,它是由细菌感染尿路引起的炎症反应,分为上尿路感染(肾盂肾炎、输卵管炎)和下尿路感染(膀胱炎、尿道炎)。一般的尿路感染经过治疗后很少发生并发症,但如果不及时治疗,可能导致肾发育障碍和肾瘢痕,造成永久性的肾实质损害。一旦发现尿路感染的信号,须立即就医治疗。

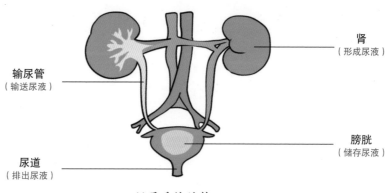

泌尿系统结构

---

### 📷 病症解析

　　**1.泌尿道刺激症状:** 尿路感染的患者都会出现典型的泌尿道刺激症状。

　　●**尿频:** 小便次数明显增多,总想去厕所。

　　●**尿急:** 排尿很急,迫不及待,但每次只尿一点儿。

　　●**尿痛:** 排尿时感觉疼痛,会畏惧排尿,婴幼儿甚至哭闹。

　　●**尿液异常:** 会出现脓血尿、血尿(终末血尿或全程血尿,甚至有血块排出)、尿液混浊或有臭味。

　　●**下腹部或腰部:** 膀胱炎的患者会感觉尿道有烧灼感,耻骨上膀胱区域或会阴部不适;急性肾盂肾炎的患者会感觉一侧或双侧腰部胀痛,肋脊角有明显压痛或叩击痛。

　　**2.发热:** 下尿路感染的患者会出现低热,如果体温升到39℃以上,则说明病菌已上行感染了肾盂,同时可伴有寒战、头痛、恶心等症状。

## 🕐 急救处理方案

1.确诊后，要足量、足程地应用对致病菌敏感的抗生素进行抗感染治疗。

2.发热的患者要积极退热。

3.多饮水，多排尿，不憋尿。

4.禁止性生活。

**急救医生提醒你：** 如果服用抗生素后，尿急、尿痛等症状消失了，尿菌阴性，也一定要按医嘱继续服药，用足疗程。疗程结束后2周、6周复查尿菌仍阴性，才可判定尿路感染已彻底治愈。

### 🔲 日常照护

1.让患者注意休息，避免过度劳累。

2.平时注意不要憋尿，尤其晚上睡前一定要排空膀胱，能避免细菌在尿路的繁殖和感染。

3.膀胱-输尿管反流者，需"二次排尿"，即每次排尿后数分钟，再排尿一次，避免细菌上行感染。

4.做好外阴的清洁护理，每次大便后要用正确的方法清洗私处，尤其女性在经期、妊娠期、产褥期更要注意卫生；排便后要注意从前往后擦，以避免将细菌从肛门处带到尿道引起感染。

5.男性包皮过长或包茎，使局部积存污垢，容易引发尿路感染，应尽早解决。

6.婴幼儿所用毛巾及盆应与成人分开，洗澡时不要用池浴或盆浴等。

7.性生活后立即排尿、冲洗。

### 🔲 饮食调养

1.发热患者的饮食宜清淡、易消化、高热量、高维生素、少甜腻。

2.多吃新鲜蔬果和粗杂粮，保证鱼、瘦肉、蛋、奶等优质蛋白质的摄入。

3.多喝水，保证2~3小时排尿一次，可减少尿路感染的机会。

### 🔲 运动指导

平时坚持进行有氧运动，可以增强体质，提高免疫力，增强人体的抗菌能力，减少感染的概率。

## >>> 突然高热3～5天，热退出现玫瑰色斑丘疹，是幼儿急疹的信号

幼儿急疹也称玫瑰疹，是一种急性发热出疹性疾病，主要是由人类疱疹病毒6型感染引起的，所以也称第六病。发病人群以6个月～2岁的婴幼儿为主，而且孩子发生幼儿急疹后，一般都能获得持久免疫力，很少二次得病。所以，家长们不必担心，一旦发现孩子患了幼儿急疹，只须做好对症护理即可。

### 🩺 病症解析

**1.急起发热**：患儿会突然发生高热，体温39～40℃或40℃以上，可伴惊厥，持续3～5天后，热度突然下降，在24小时内体温降至正常，随之出现皮疹。

**2.出玫瑰色疹**：高热骤然退去的同时或稍后，就开始出疹子了，玫瑰红色的斑疹（指不隆起也不凹陷的疹子）或斑丘疹（指在皮肤表面隆起且局部皮肤发红的疹子），用手按压疹子会褪色，且很少出现很多疹子融合成片的情况；刚开始出现在颈、前胸、背部、腹部，很快波及全身，腰部及臀部较多。

### 😷 急救处理方案

幼儿急疹具有自限性，即不用治疗也能痊愈，目前没有有效药物治疗，关键是做好急性期的护理：

1.多休息，开窗通风，保证室内空气新鲜。

2.监测体温，积极退热：主要以物理降温为主，如给患儿贴退热贴或用温水擦浴等，当患儿体温超过38.5℃时，可以按医嘱给予对乙酰氨基酚或布洛芬退热，避免孩子因突然高热而导致抽搐或惊厥。如果发生惊厥，要正确处理。（详见165页）

3.出疹时要注意保持皮肤的清洁、干燥，如果患儿出汗多，要及时给患儿擦干身上的汗，并换上干净的衣物，以防止患儿着凉。

4.给患儿选择宽松透气的纯棉内衣和舒适的纸尿裤，避免发生感染。

5.让患儿多喝温开水或蔬果汁，帮助降温，并防止脱水。

**急救医生提醒你：** 当出现以下情况时，家长需带患儿尽快就医。

1.连续发热超过3天，体温在38.5℃以上，且有乏力、易怒或长时间不愿意喝水、进食等症状。

2.出现高热惊厥。

3.发热期间出现皮疹，或皮疹持续3天后仍没有消退。

## 日常照护

1.疾病流行期间，不去人多的地方，不与患幼儿急疹的孩子接触。

2.让孩子养成规律的生活习惯，保证充足的睡眠，对提高免疫力有帮助。

3.居室经常开窗通风，保持空气新鲜，但不要让孩子见风，以免着凉。

4.发热期间尽量不要带孩子外出，以免感染外邪，加重病情。

5.注意家居及个人卫生，勤洗手，家居用品、玩具、餐具做好清洁、消毒。

## 饮食调养

1.饮食清淡，可食用易消化、高热量的食物，如牛奶、米汤、粥、面条等，避免进食肥甘厚味、辛辣刺激的食物。

2.食欲不振的患儿，可少量多次进食，不要强迫患儿进食。

3.多饮水，保证奶量和液体的摄入。

4.哺乳妈妈也需要多喝汤水，尽量多喂奶，提高孩子免疫力。同时，忌食鸡蛋、鱼类、虾类、蒜、韭菜等，以及生冷或辛辣的食物。

5.平时孩子的饮食要有规律，在添加辅食后，要注意营养均衡，提高免疫力。

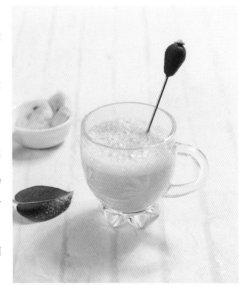

## 运动指导

多带孩子进行户外运动，选择人少、空气流动性好、阳光充足的地方，以增强体质，提高免疫力。

# >>> 突发高热、头痛、全身酸痛、肌肉乏力、食欲下降等，是患了流行性感冒

流行性感冒，简称流感，是由流感病毒引起的急性呼吸道感染，秋冬季节是高发期。流感病毒传染性非常强、传播速度很快，极易发生大范围流行。

轻型流感与普通感冒相似，症状轻，2～3天可恢复。较重的流感患者如果没有并发症，做好护理，1～2周后也会自愈。但对婴幼儿、老年人和存在心肺基础疾病的患者来说，由于免疫力差，很容易并发肺炎等严重并发症而导致死亡。所以，建议大家如果患了流感，且症状较重时，应尽早去医院确诊和治疗，切莫耽误。

## 😀 病症解析

**1.急起高热**：流感常突然起病，出现高热，体温可迅速达到39～40℃，怕冷，寒战，面色潮红，眼结膜外眼角处轻度充血。

**2.全身中毒症状**：高热的同时，会伴有头痛、全身肌肉关节酸痛、显著乏力、食欲减退等全身中毒症状。

**3.轻度呼吸道症状**：患者可伴或不伴咽喉痛、干咳、鼻塞、流鼻涕等局部症状。少数患者咳嗽可能会持续数周。

**急救医生告诉你**：如何区分普通感冒和流感。

### 普通感冒

· 病程3～5天，起病缓慢。
· 体温正常或低热1～2天。
· 以呼吸道症状为主：鼻塞、流涕、打喷嚏、咳嗽、咽痒或咽痛等，或有头痛、肌肉关节酸痛。
· 少见并发症。
· 多为散发，不会造成流行。

### 流行性感冒

· 病程1～2周，起病急骤。
· 高热3～5天，可达39～40℃。
· 头痛、打寒战、咽喉痛、流涕、干咳、全身肌肉和关节酸痛，全身虚弱乏力。
· 会有严重并发症，如中耳炎、肺炎、心肌炎、中毒性休克综合征等。
· 会传染，易引起大流行。

## 急救处理方案

**1.轻型流感：**可在家隔离，避免与他人接触；采取舒适体位，多休息；监测体温，不超过38.5℃时用物理降温的方法降温，超过38.5℃时遵医嘱使用退热药物；饮食清淡，多喝温开水；勤洗手，保持鼻、咽、口腔卫生，患者用具、餐具、衣物及分泌物要彻底消毒；如有高热不退、咳嗽、脓痰、呼吸困难等症状应及时送医。

**2.重型流感：**呼吸困难或发绀（即皮肤和黏膜呈青紫色改变的一种表现）者应取半卧位，给予吸氧，及时清除呼吸道分泌物，并立即送医就诊，进行抗病毒等治疗。

**3.婴幼儿患者容易出现高热惊厥，这时家长可这样做：**

●让患儿侧躺，解开领口，移开周围坚硬、锋利的东西。

●清理掉患儿口鼻中的东西或分泌物，保持呼吸道通畅。

●记录（视频记录最好）患儿发作的症状表现及持续时间，方便医生判断。

●惊厥停止、恢复意识后，立即送医。如果患儿持续抽搐超过5分钟还未停止，或短时间内反复发作，也必须立即就近入院就医。

**急救医生提醒你：**幼儿患病时，这些错误的处理方式要避免。

1.当惊厥发生时，家长惊慌失措地抱起或摇晃患儿。

2.将患儿包裹太紧，使其呼吸不畅。

3.在患儿的上、下磨牙之间放筷子、勺柄等长条形硬物。

4.患儿无意识时，用拇指掐其人中。

5.发作抽搐时，给患儿喂药。

6.为了使抽搐停止，刻意去调整患儿的姿势。

## 日常照护

1.居家隔离，卧床休息，保持居室通风，可定时用食醋熏蒸消毒空气。

2.秋冬气候多变，注意加减衣物，避免受寒。

3.在流感流行期间，不要去人群聚集场所，更不要接触流感病人。

4.注意卫生，从外面回来彻底洗手，避免脏手接触口、眼、鼻。

5.咳嗽、打喷嚏时应使用纸巾或肘部捂住口鼻，不要用手捂，避免飞沫传播。

5.接种流感疫苗，接种时间为每年10月份到次年三四月份，需要进行2次注射，与上次注射间隔1个月。6个月以上的孩子即可接种，这是最有效的预防手段。

## 饮食调养

1.饮食宜清淡、易消化，忌食高盐、甜腻、辛辣、刺激、煎炸等食物。

2.多饮水，以白开水为主。

3.多吃维生素C含量高的蔬果，如菠菜、西蓝花、青椒、猕猴桃、柑橘等。维生素C具有抗菌作用，能增强免疫功能。

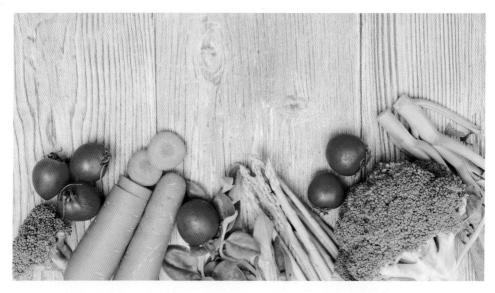

4.多吃富含蛋白质的食物，如豆制品、畜瘦肉、鸡肉、鱼肉等，能增强人体对流感病毒的抵抗力。

5.戒烟酒、咖啡、浓茶等刺激性饮品，以免加重病情。

## 运动指导

1.愈后应根据自身情况加强户外有氧运动，以提高免疫力，增强身体抗病能力。

2.运动出汗后及时更换干燥、洁净的衣服，以免受寒感冒。

# 第六章

# 咳个不停，可能是这些疾病在作怪

咳嗽是人体的一种保护性反射，能帮助清除呼吸道异物，让呼吸道保持清洁和通畅。但是，如果经常出现咳嗽，尤其持续性咳嗽，很可能是一些疾病在作怪。所以，大家有必要了解一些以咳嗽为主要症状的疾病，当它们通过咳嗽向你『报警』时，要能立即采取正确措施。

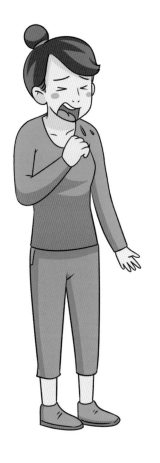

## >>> 咳嗽的病因 和诊断流程

咳嗽是一种呼吸道常见症状，根据咳嗽持续的时间，可有急性、慢性之分。

1.急性咳嗽：咳嗽持续时间＜3周。

2.慢性咳嗽：咳嗽持续时间≥3周。

咳嗽看起来虽然是小症状，但具体表现及伴随症状不一，比如干咳或咳痰，有黄痰、稀白痰、脓痰等；一阵阵地痉挛性咳嗽；咳嗽伴咯血、胸痛、呼吸困难、发热；等等。当然，有时咳嗽不一定是生病了，而是人体正常生理防御的一种表现，比如呼吸道内吸入异物或有分泌物时，通过咳嗽，可以形成快速喷出的气流，促使呼吸道内的异物或分泌物被排出体外。在这种情况下，咳嗽就是一种保护的动作。

但更多时候，咳嗽的形成和反复发病，常是许多复杂因素综合作用的结果。这时，千万不要盲目地服用止咳药，以免掩盖病情。那么，会导致咳嗽的病因都有哪些呢？大家可以通过下面的表格来了解一下：

| 病因分类 | 常见病因 |
|---|---|
| 吸入物 | ·特异性吸入物，如尘螨、花粉、真菌、动物毛屑、蚕丝等<br>·非特异性吸入物，如硫酸、二氧化硫、氯氨、甲醛、甲酸等 |
| 呼吸道、消化道等疾病 | 鼻后滴流综合征、咽喉炎、气管-支气管炎、肺炎、胸膜炎、支气管扩张、哮喘、慢性阻塞性肺疾病、肺脓肿、肺结核、肺肿瘤、肺心病、胃食管反流等 |
| 食物过敏 | 对鱼类、虾蟹、蛋类、牛奶等过敏 |
| 精神因素 | 情绪激动、紧张不安、愤怒等都会促使咳嗽发作 |
| 气候改变 | 气温、湿度、气压和(或)空气中离子等改变时可诱发咳嗽 |
| 运动 | 在剧烈运动后诱发咳嗽 |
| 药物 | 血管紧张素转化酶抑制剂（ACEI）、胺碘酮、利尿剂等可引起咳嗽发作 |

对于咳嗽，医院都有一套严格的诊断流程，大家可通过下面的流程图来了解一下。

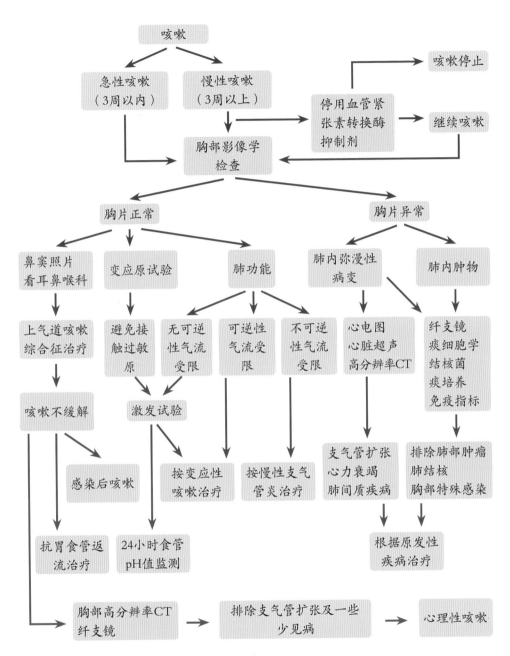

　　按照诊断流程快速进行检查，就能准确地找到咳嗽的病因，然后及时治疗。在本章中，我特意挑选了几种临床上常见的以咳嗽为主要表现的疾病，详细讲解了疾病发作的典型症状，以便当疾病来临时，大家能准确地抓住疾病的"报警信号"，及时采取正确的措施，减少对身体的损害。

## >>> 发作性、刺激性剧烈干咳，伴咽痒、异物感，季节性加重，多是过敏性咳嗽

　　过敏性咳嗽是由于接触了过敏原引起的，在学龄前儿童和过敏体质者中发病率很高，尤其到了换季的时候，发病率会更高。因为很多患者常会伴有打喷嚏、流鼻涕等感冒症状，以致被误认为是感冒了，要么不太在意，要么用错了药，让病情越来越严重，甚至发展为哮喘。所以，提醒大家，如果出现反复咳嗽，持续1个月以上，使用消炎药几乎无效，就要考虑是过敏了。

### 📷 病症解析

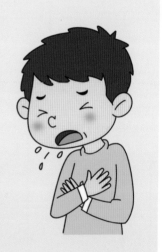

　　**1.季节性加重：**过敏性咳嗽常发生在冷热交替或季节交替的时候，或者春暖花开花粉较多的春季。

　　**2.反复发作：**通常会持续、反复地发作，时间超过1个月，咳起来比较剧烈。

　　**3.呈阵发性：**常在夜间、清晨或者运动后出现刺激性的咳嗽，一阵阵地咳；也会因油烟、香烟烟雾、灰尘、冷空气、长时间讲话等诱发咳嗽。

　　**4.干咳为主：**嗓子干痒，常常是越痒越咳，越咳越痒、越干；痰很少或没有痰，也不喘，但咳起来的时候，呼吸较急。

　　**5.伴随症状：**患者常伴有咽喉异物感或发痒、失眠、焦虑，或因剧烈咳嗽导致尿失禁、晕厥、气管黏膜损伤等。

### 📷 急救处理方案

1.远离过敏原。

2.安抚患者的情绪，有利于缓解咳嗽。

3.夜间发作时可采用半卧位或坐位，呼吸会顺畅一些。

4.小患儿睡眠时发作，可将他的头偏向一侧，如发生呕吐，要及时将呕吐

物清理干净，保持呼吸道通畅。

　　5.多喝温开水，可以缓解嗓子干痒症状。

　　6.遵医嘱使用镇咳药、糖皮质激素、抗组胺药。

## 日常照护

　　1.居家环境要适宜，经常清洁，防过敏：

●天气好时，将被褥、床单、枕头等床上物品放置于太阳底下暴晒。

●家具、地板、墙面用吸尘器或湿抹布除尘，窗帘、地毯、空调等定期清洗。

●保持室内空气流通，但要注意避免室外花粉、杨絮、柳絮等随风而入。

●最好选择不开花的绿植，但要注意经常擦拭叶子上的灰尘。

●不要给孩子买毛绒玩具或有味道的玩具。

●避免吸入油烟、甲醛、二手烟等刺激性气体。

●保持合适的温度、湿度，天气干燥时可多擦地或在室内放置一盆清水。

　　2.出门时要做好防护，如戴帽子、口罩、护目镜等，避免过敏原刺激呼吸道。

　　3.在季节交替、气温骤变时，及时增减衣物，避免着凉、感冒。

　　4.生活有规律，避免过度劳累，不去或少去公共场所。

## 饮食调养

　　1.饮食以清淡为主，多喝水，多吃新鲜蔬果，补充维生素。

　　2.不吃含有亚硝酸盐类等添加剂的食品。

　　3.少吃或不吃经色素处理过的食物和冷饮。

　　4.避免吃有可能引起过敏的食物，如海鲜、坚果等。

　　5.戒烟酒，忌食高盐、高糖、煎炸、油腻、辛辣刺激性食物。

## 运动指导

　　1.运动要适度，可做一些缓和的运动，比如散步、做瑜伽、打太极拳等，长期坚持，可增强体质。

　　2.避免运动过量，尤其在干冷的环境下，更要避免剧烈运动或参加竞技性比赛。

　　3.运动出汗后要及时补水，擦干背部，以免着凉，引发感冒。

## >>> 初期干咳无痰，继而咳痰，声音嘶哑，或／和喉部肿痛，是急性喉炎的表现

急性喉炎是指发生在喉黏膜和声带的急性炎症。喉部在气管的顶端，是一个由多块软骨组成的室状器官，声带就处于喉室的中央，必须借助喉镜才能看到。喉部是整个呼吸道最狭窄的部位，一旦发炎水肿，就会堵塞呼吸道，可危及生命。因此，建议大家要学会早期辨别，一旦发现发病信号，迅速采取措施，及时送医。

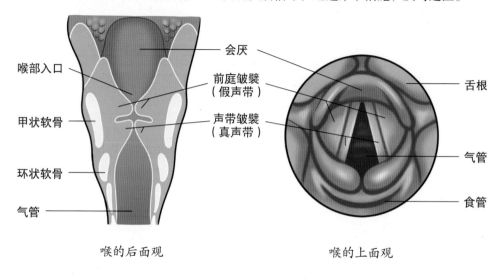

会厌

喉部入口

前庭皱襞
（假声带）

甲状软骨

声带皱襞
（真声带）

环状软骨

气管

舌根

气管

食管

喉的后面观

喉的上面观

### 🔬 病症解析

**1.声音嘶哑：**这是急性喉炎的主要症状，刚开始时大多不严重，只是音质欠圆润和清亮，音调比之前变低、变粗些，但随着病情加重，声音就会变得嘶哑，发声费力，甚至仅能耳语或完全发不出声音。

**2.咳嗽：**刚开始是干咳，没有痰，随着病情加重，会出现黏脓性的分泌物，不容易咳出；小儿患者会出现"空""空"样咳嗽（即犬吠样咳嗽），伴吸气性喉喘鸣、吸气性呼吸困难，白天症状较轻，夜间加重；如果分泌物黏附在声带上，还会加重声音嘶哑。

**3.喉部不适、疼痛：**患者会感觉喉部不适，如干燥、瘙痒、有异物感等，喉部及气管前可有轻微疼痛，发声时喉痛加重，但不影响吞咽。

## 😷 急救处理方案

如果疑似急性喉炎的症状，一定要及时送医，婴幼儿患者要注意：

1.让患儿侧卧或半卧，尽量保持呼吸道畅通。

2.要尽量安抚患儿的情绪，减少哭喊，避免加重喉部水肿。

3.天气冷时，给患儿保暖，打开窗，让其尽可能吸凉空气，有助于缓解喉部水肿，减轻呼吸困难。

## 日常照护

1.让患者多休息，尽量平卧或半卧，保持呼吸道通畅。

2.室内温度适宜，相对湿度70%以上，使患者保持喉部湿润。

3.避免"清嗓子"的行为，尽量少用嗓子，少讲话，让声带休息。

4.注意个人卫生，勤洗手；保持口腔清洁，可用淡盐水含漱，减少感染。

5.避免去烟雾、二手烟、粉尘、油漆、油烟等刺激性气味较多的场所，减少对喉部的刺激。

6.避免使用充血剂，如麻黄碱等。

7.气温变化时注意保暖，避免受凉感冒。

8.注意个人卫生，勤洗手，尤其饭前、便后、外出回来要彻底洗净手。

9.积极治疗邻近器官的炎症，避免蔓延至喉部。

10.上呼吸道感染流行的季节，少去公共场所，减少感染的机会。

## 饮食调养

1.饮食清淡，多吃全谷物、蔬菜和水果、豆制品，补充多种维生素和蛋白质，有利于喉部黏膜的修复。

2.多喝白开水，保持喉部湿润。

3.戒酒、浓茶、咖啡、含糖饮料，忌食煎炸、腌制及辛辣刺激性饮食。

4.对母乳喂养的患儿来说，妈妈也要注意饮食清淡，避免食用辛辣食物。

## 运动指导

1.平时应坚持适量运动，增强免疫力，提高抗病能力。

2.大风、雾霾、下雪等恶劣天气时不要外出运动。

## >>> 突发高热，咳嗽，咳大量脓臭痰，
## 是急性肺脓肿的表现

急性肺脓肿是一种比较严重的下呼吸道感染，导致感染的病原菌主要是厌氧菌，日常口腔不洁、副鼻窦炎、牙周疾病、牙龈炎等都可促进厌氧菌的滋生。

急性肺脓肿起病急骤，必须立即治疗，否则会导致多种并发症，危及生命。因此，大家有必要了解急性肺脓肿的发作症状，迅速采取正确的措施，减少伤害。

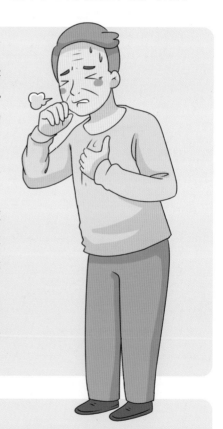

### 😷 病症解析

**1.发热：**患者在最初发病时会出现弛张热，即体温在39℃以上，波动幅度大，24小时以内的波动范围在2℃以上，体温最低的时候仍高于正常水平。当经过抗感染处理，排出大量脓液痰之后，体温会逐渐下降，呈现出低热的症状。

**2.咳嗽、咳痰：**起初咳嗽较轻，痰量较少；7～10天后，咳嗽加剧，同时会咳出大量黏液痰或黏液脓痰，每日可达300～500毫升，且有臭味。

**3.咯血：**部分患者的痰中会带血，有的患者会出现中等量的咯血，偶尔可引起致命性大咯血。

### 😷 急救处理方案

1.积极退热，并应用抗生素治疗。

2.促进排痰：

● 病情较轻者：家属可轻拍其背部，促使痰液排出。

● 痰浓稠者：可用雾化吸入生理盐水等湿化气道，或用支气管舒张药以利

于脓液引流。

●病情较稳定、低热者：可通过体位引流的方法排出脓液。

3.有头晕、头痛、呼吸困难、乏力等缺氧表现时可吸氧。

4.如果出现呼吸困难、发绀、意识不清、喉头痰鸣等窒息先兆症状，应迅速使患者处于头低脚高位，可用棉被、枕头等物品垫在脚下，也可抱起患者双腿，使患者头部向后仰，身体呈45°～90°倾斜，然后用手将患者口腔内的痰液、血块掏出。

## 日常照护

1.患者应卧床休息，作息规律，避免疲劳。

2.室内温湿度适宜，保持空气流通，但应注意保暖，避免受凉。

3.做好口腔护理，晨起、睡前、进食后用生理盐水漱口或刷牙，减少细菌繁殖。痰液及时处理，痰杯每天清洗、消毒。

4.如果皮肤出现局部皮肤红肿、灼热疼痛等感染现象，应立即进行治疗，不要挤压，避免造成血源性肺脓肿。

5.治愈后应避免吸入粉尘、刺激性烟雾等，预防呼吸道感染。

## 饮食调养

1.饮食清淡、易消化，保证高蛋白、高维生素、高热量，加强营养。

2.多饮水，可稀释痰液。

3.多食用富含B族维生素、维生素K的食物，预防出现口腔溃疡与炎症。

4.食欲低下、进食困难者，宜少量多餐，细嚼慢咽。

5.戒烟酒，忌食过咸、甜腻、冰冷、辛辣刺激及易导致过敏食物。

## 运动指导

1.急性期：须卧床休息，少活动。

2.痊愈后：可进行适当的室内外活动，如散步，但禁止进行剧烈运动。

## >>>干咳或少痰，和／或咯血，伴午后低热、乏力、食欲不振、盗汗等，多是肺结核

肺结核，又称"痨病"，是由结核分枝杆菌引起的肺部感染性疾病。在我国的传染类疾病中，肺结核的发病和死亡均排第二位，属乙类法定报告传染病。

**肺结核的传播途径**

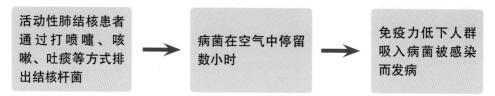

| 活动性肺结核患者通过打喷嚏、咳嗽、吐痰等方式排出结核杆菌 | → | 病菌在空气中停留数小时 | → | 免疫力低下人群吸入病菌被感染而发病 |

结核分枝杆菌的可怕之处在于，除了头发和指甲，它可以侵入人体的其他任何部位，而且发病相对缓慢，对肺组织损害大。如果未经合理治疗，感染会逐渐扩散到其他身体部位，甚至危及生命。所以，尽早掌握肺结核的典型症状很有必要，可第一时间抓住发病信号，及早治疗。

**急救医生提醒你：** 免疫抑制剂使用者、尘肺患者、HIV感染者、糖尿病患者、慢性肺病患者、老年人、婴儿等人群免疫力低下，都是肺结核的易感人群，应每年定期进行结核病检查。

## 📷 病症解析

### ◆早期症状

肺结核早期由于病变小而没有明显症状，部分患者可有发热、咳嗽、胸闷、乏力等表现，容易被忽略和误诊。

### ◆典型症状

1.呼吸道症状：刺激性咳嗽，有的干咳无痰，有的会咳痰或痰中带血、少量咯血，持续2周以上；不同程度的胸闷、气短、喘息、呼吸困难、胸痛。

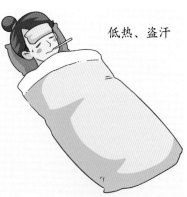

低热、盗汗

2.**全身症状**：大多数患者在午后常出现间断或持续性的低热，部分患者会出现中、高热，伴有两颊潮红、疲倦乏力、夜间盗汗、食欲减退、消化不良、不明原因的体重减轻等全身症状。

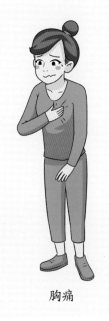

胸痛

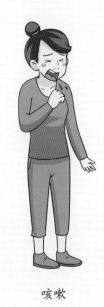

咳嗽

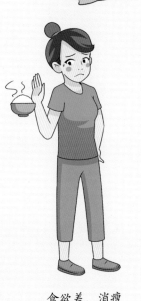

食欲差、消瘦

## 🧑‍⚕️ 急救处理方案

1.严格遵医嘱服用抗结核药物，规范治疗，不要轻易更换治疗方案。

2.必要时，进行化疗和手术治疗。

3.密切关注病情变化，若治疗效果不佳或出现药物不良反应，应及时就医。

## 🧴 日常照护

1.生活规律，保证良好和充足的睡眠，劳逸结合，避免过劳和熬夜。

2.活动性肺结核患者（即痰菌阳性患者）应注意隔离，消毒。

●独居一室，要求室内采光好，餐具、用品单独使用，避免家人被传染。

●每天定时开窗通风，室内温湿度适宜。

●室内可用紫外线灯照射进行消毒；物品可用84消毒液定期消毒。

●尽量不去人群密集的公共场所，如必须去，则应佩戴口罩。

3.养成良好的卫生习惯，减少感染。

●勤洗手，尤其饭前、便后、咳嗽、吐痰后要洗净手。

●勤换衣物、被褥，并放在阳光下暴晒。

●不随地吐痰，要将痰液吐在带有消毒液的带盖痰盂里；不方便时，可吐在消毒湿纸巾或密封痰袋里。

4.注意天气变化，及时增减衣物，避免受寒。

5.安抚患者减轻心理压力和精神负担，保持乐观、稳定的情绪。

6.节制性生活。

7.保持大便通畅，防止便秘。

8.1岁以内小儿要接种卡介苗。

9.患者须定期到医院复查，进行长期治疗，直至彻底康复，不可过早停药。

## 🍱 饮食调养

1.食物尽量多样化，注意色香味，以刺激患者的食欲。

2.按每公斤体重40~50千卡（167~209千焦）供给热量，糖类主食可按食量满足供给，不必加以限制，但脂肪不宜多吃，以植物油为主。

3.多吃富含优质蛋白质的食物，如奶类、蛋类、鱼虾、瘦肉、豆制品等。

4.多吃新鲜绿叶蔬菜、水果及粗杂粮，以补充维生素、矿物质和膳食纤维。

5.戒烟酒，忌食各种油腻、辛辣刺激性食物。

6.过敏体质的患者，要忌食易引起过敏的食物。

## 🏃 运动指导

1.经治疗后不再具有传染性时，可恢复常规生活。

2.坚持适度运动，如散步、打太极拳、慢跑等，以增强体质，提高身体防病、抗病能力。但运动的方式、时间、速度和活动量，应从实际出发，量力而行，适可而止，一般以身体无不适的感觉为度，切勿剧烈运动。

3.进行呼吸锻炼，如深呼吸、腹式呼吸等，改善呼吸功能。

## >>> 长时间慢性咳嗽，咳白色黏液痰，气短， 呼吸困难，可能是患了慢性阻塞性肺疾病

慢性阻塞性肺疾病，简称慢阻肺（COPD），是一种以持续性气流受限为特征的肺部疾病，主要是由于长期吸入有害颗粒或有害气体，如香烟、二手烟、空气污染、职业粉尘、生物燃料烟雾等，引起肺脏的慢性炎症反应。慢性炎症会使气道逐渐变窄，气流通过时就会受到限制，而且这种情况会变得越来越严重，患者的肺功能也就越来越差，严重影响患者的劳动力和生活质量。如果不及时治疗，还可进一步发展为肺心病和呼吸衰竭，危及生命。慢阻肺早期治疗效果好，但容易漏诊，所以了解慢阻肺的典型症状，及早发现"报警信号"，才能早做诊断，避免对身体造成更大的损害。

### 😀 病症解析

**1.慢性咳嗽、咳痰：** 这是慢阻肺最早出现的症状。

●初起咳嗽呈间歇性，早晨较重，随着病情进展，以后早晚或整日都会有咳嗽，尤其夜间咳嗽比较明显。

●通常咳少量黏液痰，一般为白色黏液或浆液性泡沫痰，偶尔可带血丝，部分患者在清晨咳痰较多；合并感染时痰量增多，常有脓性痰。

**2.气短或呼吸困难：** 这是慢阻肺的标志性症状。

●早期仅在运动或进行体力劳动时出现，随后逐渐加重，日常活动甚至休息时也会感觉气短，语言不接续，呼吸勉强，到晚期则会出现呼吸衰竭，只能

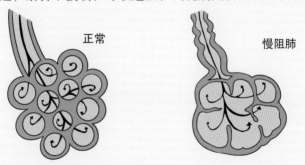

正常　　　　　　　慢阻肺

气道变狭窄了，肺泡弹性回缩力降低了，从而出现呼吸不畅。

依靠呼吸机维持生命。

●部分患者会在急性发作时出现喘息，即呼吸急促；有些重度患者在非急性发作期活动后也会出现喘息，安静休息几分钟后会缓解。

3.桶状胸：这是慢阻肺患者的典型体征。患者胸廓前后径增加，有时与左右径相等甚至超过左右径，肋间隙增宽，像个水桶一样，所以称为桶状胸。

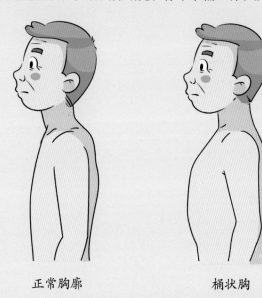

正常胸廓                 桶状胸

4.伴随症状：患者常伴有疲乏、消瘦、抑郁、焦虑、食欲减退、外周肌肉萎缩等全身症状。

## 🔲 急救处理方案

目前尚没有药物或手术能根治慢阻肺，但积极治疗、坚持长期规律用药可缓解呼吸困难的症状，预防急性加重。

1.急性发作时可立即吸入短效的支气管扩张剂。

2.反复病情恶化和严重气道阻塞者可吸入糖皮质激素。

3.呼吸困难时给予吸氧。

4.呼吸困难加重、痰量增多、咳脓痰的患者可使用抗感染药物。

5.对痰黏难咳的患者，家属可用拍背法助其排痰。

## 日常照护

1.生活规律，注意休息，避免劳累，保持居室空气新鲜。

2.戒烟，避免接触油烟、煤烟、二手烟、雾霾、粉尘等，出门最好戴上口罩。

3.进行长期家庭氧疗，经导管吸入氧气，流量1~2升/分，吸氧持续时间每天15小时以上。

4.秋冬季节注射流感疫苗、多价肺炎球菌疫苗，有助于减少感染，避免诱发病情急性加重。

5.在流感季节，少去人员密集的场所活动，注意保暖，预防上呼吸道感染。

6.遵医嘱长期用药，定期复查；忌用安眠药。

7.保持情绪稳定和积极乐观的心态，有利于疾病的恢复。

## 饮食调养

1.饮食宜清淡、易消化，多吃肉、鱼、鸡蛋、牛奶、豆类及新鲜蔬果。

2.食物的冷热度要适中，少食多餐，吃饭时少说话，呼吸费力时吃得慢些。

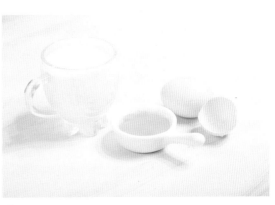

3.多喝白开水或淡茶水，可稀释痰液，使痰容易咳出，茶叶中的茶碱还能使支气管扩张而减轻咳喘症状。

4.戒酒，忌食过咸、肥甘厚味、生冷及辛辣刺激性食物。

5.烹调方法多用蒸、炖、氽、拌，少用煎、炸、熏、腌制等方法。

6.避免食用容易导致过敏的食物，如带鱼、黄鱼、海虾、蟹、羊肉等。

7.忌食含气和产气的食物，如红薯、土豆、韭菜及未加工的大豆食品等。

## 运动指导

1.根据自身情况选择适合自己的运动方式，如散步、慢跑、游泳、爬楼梯、爬山、打太极拳等，锻炼心肺功能。

2.坚持肺功能锻炼，如缩唇呼吸（详见53页）、腹式呼吸（详见53页）、呼吸瑜伽、呼吸体操、唱歌、吹口哨、吹笛子等。

# >>> 干咳或有痰，发热，伴胸痛、呼吸困难、肺部固定啰音，多是患了急性肺炎

肺炎主要是指由细菌、病毒、支原体等病原体导致的肺部感染，临床上分为多种类型，其中急性肺炎好发于2岁以下的婴幼儿及65岁以上的老年人，因为这两类人群免疫力比较低，抵抗病原体侵袭的能力就比较差，如果接触了肺炎感染者，就容易被感染而发病，治疗不及时还可危及生命。所以，大家一定要对肺炎有一个充分的了解，以便早发现、早治疗。

## 📷 病症解析

### ◆ 前兆症状

急性肺炎患者发病前几天大多会出现发热、咳嗽、头痛、流涕、全身酸痛等上呼吸道感染的症状。

### ◆ 典型症状

1.**咳嗽、咳痰**：患者咳嗽频繁，初期为刺激性干咳，就是总感觉喉咙痒或不适，通过咳嗽来缓解，没有痰；随着病情进展，会咳出白色黏液痰或者痰中带血，经过1~2天后，可咳出黏液血痰或者铁锈色痰，也可呈脓性痰。

2.**发热**：不规律发热，高热时体温高达39~40℃，可伴有寒战、怕冷。

3.**胸闷、气促**：在咳嗽、发热后出现呼吸费力、气不够用等症状，静止时呼吸频率增快，严重者常表现为憋气，双侧鼻翼一张一张的，口唇发紫。

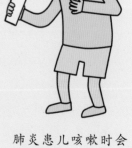

肺炎患儿咳嗽时会感觉胸痛。

**急救医生告诉你**：如何判断婴幼儿患者是否呼吸增快？

当患儿处于安静状态时，如果0~2个月婴儿呼吸次数≥60次／分，2~12个月婴儿≥50次／分，1~5岁幼儿≥40次／分，即视为呼吸增快，家属可将棉絮放在患儿鼻孔处数呼吸次数，再做出判断。

**4.胸痛：**炎症累及胸膜时可出现剧烈的胸痛，像针扎一样疼，并且随着咳嗽和深呼吸而加剧；痛感还可从胸部放射到肩部和腹部。

**5.精神状态：**精神萎靡、烦躁不安、嗜睡、食欲不振等。

**6.肺部固定啰音：**如果是婴幼儿患者，可在其安静或睡着时，脱去上衣，家长将耳朵贴在其脊柱两侧的胸壁上，如果在患儿吸气时能听到"咕噜儿""咕噜儿"的声音（医学术语称之为细小水泡音），就说明肺部发炎了。

### 🔘 急救处理方案

1.立即送医，呼吸困难的患者可取坐位，有条件的及时吸氧。

2.高热时要积极降温，多喝温开水。

3.保持呼吸道通畅，鼓励患者主动咳嗽，将痰液及时排出；对咳痰不畅者或婴幼儿患者，家属可用空心掌由下至上、由外向内有节奏地叩击其背部，增加胸腔震动，促进排痰。

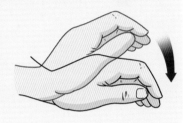

**急救医生提醒你：**咳嗽有痰的患者不要随便吃镇咳的药物，否则不利于排出体内淤积的痰液。

### 🔘 日常照护

1.患者应多休息，居室空气宜新鲜、流通，避免吸入二手烟、油烟等刺激性气体。

2.保持呼吸道通畅：

● 睡眠时抬高头部，有利于气体交换，减轻瘀堵的肺气。

● 帮助患者拍背排痰，睡眠时定时更换体位，利于痰液的排出和炎症的吸收。

● 婴幼儿患者：及时清除鼻腔分泌物；喂水进食时应将其上身抬高，以避免呛入气道。

3.密切监测体温，积极退热。

● 先用物理降温法，如头部冷敷、温水擦身或温水浴等。

● 如果用物理降温法2～3小时后不见效，可服用退热药降温，尤其是婴幼儿患者要防止出现高热惊厥。

●一旦出现高热惊厥，家长不要惊慌，正确处理即可。（详见165页）

4.做好卫生护理，减少感染的机会。

●退热后出汗多，要及时用温毛巾擦洗，清洁皮肤，并更换潮湿的衣物。

●保持口腔清洁，早晚刷牙，饭后漱口，对较小的患儿，家长可用大棉签蘸凉开水或1%苏打水帮其清洗口腔，每天3次。

●勤洗手，不用脏手触摸口鼻。

●保证居室的清洁卫生，家具及患者的餐具、用品、衣被等都要清洁、消毒。

5.严格遵医嘱用药，并关注患者病情变化，对重症患者应注意观察呼吸、心率，预防各种并发症。

6.在呼吸道疾病的高发期，少去人流密集的场所，并要根据天气变化，及时增减衣物，避免受寒。

7.婴幼儿、老年人等免疫力低的易感人群可接种肺炎球菌疫苗。

8.积极治疗上呼吸道感染。

## 饮食调养

1.发热的患者要多喝水，饮食应以流食为主，如牛奶、米汤、蔬果汁、蛋花汤等。

2.体温降下来、胃口好转后，可吃些半流质食物，如稀饭、烂面条、蛋羹、鱼肉末、碎菜等。

3.痊愈后，饮食应以清淡为主，荤素搭配要得当，保证高蛋白、高维生素，不要过食肥甘厚味之品。

4.对婴儿来说，要坚持母乳喂养，循序渐进地及时添加辅食，不偏食，不挑食，保证足够的营养摄入。

5.多吃铁、钙含量丰富的食物，如动物内脏、动物血、虾皮、蛋黄、芝麻、豆制品、荠菜等，可以提高红细胞携氧功能，改善缺氧症状。

## 运动指导

1.患病期间应减少活动量。

2.痊愈后宜坚持进行适当的户外有氧活动，如慢跑、游泳等，锻炼心肺功能，增加肺活量，增强体质，提高身体的抗病能力。

# 第七章

# 这些部位长肿块，要赶紧就医了

很多人对自己身上多一两个不疼不痒的『疙瘩』并不在意，但其实，一个健康人的身体上是不会有肿块出现的，特别是在颈下、腋窝、乳房等部位出现了无痛肿块，往往都是重大疾病的信号，需要我们赶紧就医检查。因此，大家有必要了解一些以肿块为首要表现的疾病，当它们通过肿块向我们『报警』时，要能及时做出判断。

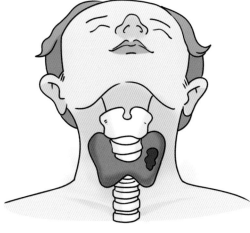

# >>> 肿块的病因
## 及诊断流程

肿块就是在皮肤或肌体组织上出现肿胀突起的块状物。有些人身体上出现了一些小肿块，不痛不痒，也不明显，就不太在意；而有些人在摸到肿块时，就非常担心，害怕是癌症找上自己。这两类人在门诊中都是经常遇到的。

身体表面上出现肿块，肯定是身体出了问题，不能不重视，但也不要过于紧张，因为肿块可能是囊肿，也可能是良性或恶性肿瘤，具体是哪一种，需要到医院做检查才能够确诊。那么，都有哪些疾病会导致身体表面出现肿块呢？我整理了一个表格，大家可以了解一下。

| 肿块的类型 | 常见疾病 |
|---|---|
| 先天性肿块 | 囊样水瘤、甲状舌骨囊肿、腮裂囊肿、先天性甲状腺肿、先天性巨结肠等 |
| 炎性肿块 | 颈部淋巴结炎、淋巴结核、颌下腺炎、自身免疫性甲状腺炎、阑尾周边炎性肿块、肠系膜淋巴结结核、肾周边囊肿、腱鞘囊肿、乳腺囊肿、皮脂腺囊肿、卵巢囊肿等 |
| 良性肿瘤 | 甲状腺瘤、涎腺混合瘤、神经纤维瘤、血管瘤、淋巴管瘤、颈动脉体瘤、神经鞘瘤、脂肪瘤、乳腺纤维瘤、子宫肌瘤等 |
| 恶性肿瘤 | 淋巴肉瘤、霍奇金淋巴瘤、甲状腺癌、涎腺恶性肿瘤、转移性肿瘤、肠癌、乳腺癌、膀胱癌、卵巢癌等 |
| 其他 | 长期便秘所致的粪便堵塞、肠套叠、肠梗阻、腹股沟疝、乳腺增生、腹主动脉瘤、缺碘性甲状腺肿、甲状腺功能亢进等 |

从上表可知，很多疾病都会导致肿块的出现，而具体的临床表现又有很多不同，比如有些肿块是无痛的，有些有红肿热痛，有些有压痛，有些用手能推动，有些不能推动……伴随的症状又各有不同。所以，建议大家在发现身体表面有肿块时，尤其是颈下、腋下、乳房等部位出现无痛性肿块时，最好是及时到医院的相应科室检查。医生会根据情况安排相应的检查，下面我就以临床上最常见的颈部肿块为例，讲一下它的诊断流程，大家心里有个数就好。

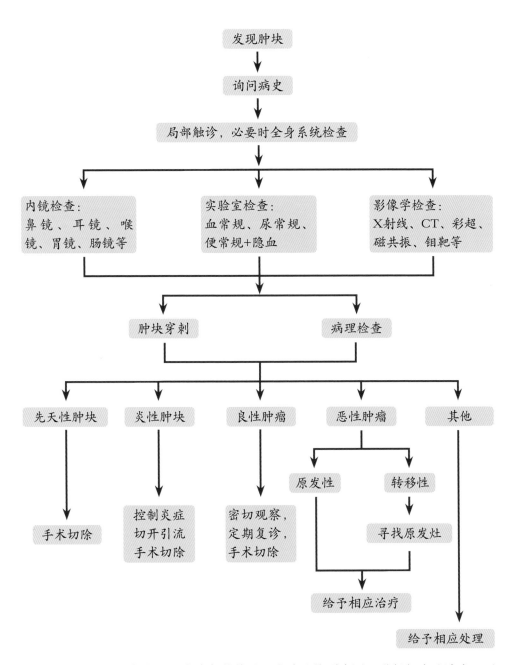

通过以上的诊断流程，大多都能快速、准确地找到病因，进行相应地治疗。不论是何种性质的肿块，都是越早治疗，效果就越好。所以，本章挑选了几种临床上常见的以肿块为主要表现的疾病，大家多了解一些，一旦在身上发现肿块，也好有个初步判断，采取正确的措施。

## >>> 颈部有不规则的无痛硬肿块，吞咽困难，则可能是甲状腺癌的信号

　　甲状腺癌是起源于甲状腺滤泡上皮的恶性肿瘤，恶性度低，越早治疗，治愈率越高。所以，抓住其发作的信号，及早就医检查是治愈的关键。

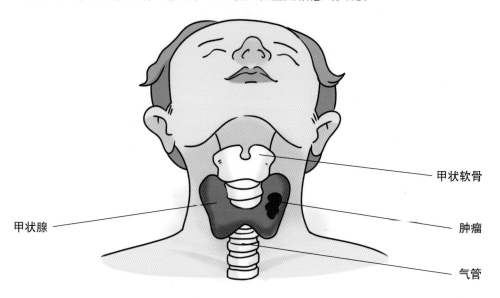

甲状软骨

肿瘤

气管

甲状腺

### 😶 病症解析

　　**1.颈部无痛性包块或结节**：大部分甲状腺癌患者以此为首发症状，颈部的肿块或结节无痛，形状不规则，与周围组织粘连、边界不清，质地硬，并逐渐增大，多数肿块随吞咽的动作上下移动。

　　**2.其他症状**：随着肿块的增大、转移，可能会出现脖子和咽喉部疼痛、声音嘶哑、吞咽困难、颈部淋巴结肿大、胸痛、骨痛、头痛、视力下降、咳嗽、咯血、呼吸困难等症状。

　　**急救医生告诉你：** 如何进行甲状腺自检。

　　站在镜子前，头后仰，充分显露颈部，观察甲状腺的位置是否有肿大，两侧是否对称，一侧是否偏大。然后一边做吞咽动作，食指、中指、无名指三指并拢，从上到下轻轻触摸颈部，感觉一下有无结节、肿块。

## 🔲 急救处理方案

如果发现疑似肿块，须及时到医院就诊。确诊后，可采用手术、放疗、口服甲状腺素等方法进行规范治疗，大多数人都可治愈。

## 🔲 日常照护

1.生活规律，劳逸结合，保证充足的睡眠，避免过度疲劳和熬夜。

2.保持心情愉悦。

3.遵循医嘱，按时按量服药，定期复查，以监测肿瘤的复发和转移。

4.避免放射线照射，女性患者注意避免服用雌激素。

5.注意卫生，避免感染。

6.术后2周内要保持患侧高于健侧，以纠正肩下垂的趋势。

## 🔲 饮食调养

1.手术当日禁食，术后第2天可先给予白开水，无异常后给予流质、温热饮食，随后根据恢复情况给予半流质食物、软食，进食要防止呛咳吸入肺。

2.饮食上要营养全面、易消化，以高蛋白、高营养的饮食为主。

3.喉返神经损伤的患者进食饮水容易呛咳，可使用鼻饲进食。

4.甲状腺全切的患者能进食后可遵医嘱服用维生素D及钙制剂；多吃富含钙质的食物，如牛奶、豆腐、芝麻等。

5.多吃一些抗肿瘤的食物，如萝卜、山药、红薯、蘑菇、黑豆等。

6.避免吃含碘量较高的食物，如紫菜、海带、贝壳类海产品等。

7.尽量降低油脂和盐分的摄入，戒烟酒，忌食生冷、腌制、辛辣食物。

## 🔲 运动指导

1.颈部淋巴结清扫的患者：术后1周开始进行肩颈部肌肉功能的康复训练，比如低头、抬头、转动颈部、左右屈颈、耸肩、双肩背收或内收、上肢的前后摆动或旋转等，动作幅度依个人情况，由小及大，锻炼时间逐渐延长。出院后至少坚持3个月。

2.术后1~2个月：可以做颈部的"米"字形运动，如前、后、左、右、左前、左后、右前、右后。

3.平时患者应进行适度的温和运动，如散步、瑜伽等，以增强体质。

## >>> 腹股沟处有突出的肿块，
## 伴有坠胀感或疼痛，是腹股沟疝所致

　　腹股沟疝就是发生在人体腹股沟区域（即大腿根部的三角形区域）的疝，多是由于腹壁的肌肉强度降低，腹腔压力增高所致，一般新生儿和老年人高发。此病临床症状非常典型，大家可多了解一下，以便疾病来临时迅速做出判断，及时就医治疗。

### 📷 病症解析

| 腹股沟疝的类型 | 典型症状 |
| --- | --- |
| 可复性疝 | ·开始肿块较小，患者站立时，腹股沟区有肿块自行突出来，特别是在行走、跑步和腹内压增高时，肿块会更大<br>·平卧或用手将肿块向腹腔内推送时，肿块可消失 |
| 难复性斜疝 | ·多见于右侧腹股沟<br>·肿块较大，平卧或用手推送肿块不能完全推回腹腔 |
| 嵌顿性疝 | ·腹内压增加时，肿块突然增大，紧张发硬，用手触摸会感觉疼痛，平卧或用手推送肿块不能推回腹腔 |
| 绞窄性疝 | ·持续性剧烈腹痛，呕吐频繁，呕吐物含咖啡样液体，或出现血便<br>·腹部隆起不均匀、不对称，腹部有压痛和反跳痛，腹肌紧张 |

### 📷 急救处理方案

　　1.禁饮食，禁止擅自服用止痛药、止吐药。

　　2.患者半卧位，避免腹腔压力增大的动作。耐心安慰，消除其紧张情绪。

　　3.如有呕吐，则使患者头歪向一侧，及时清除口腔内的呕吐物，吐后漱口。

　　4.一周岁以内的婴儿、高龄老人或基础疾病比较多、不耐受手术的老年患者，可用医用疝气带进行保守治疗。

## 婴儿疝气带使用方法

治疗各种疝气的疝气带使用方法都是一样的，具体如下：

1.将疝气包固定在疝气垫中间。

2.将疝气带围在患儿腰间，再将肿块推回腹腔。

3.用压疝包压准疝环口（即疝的出口，肿块被推回时在腹腔最后消失的部位，一般在肿块上方2厘米左右，按下去有一种凹的感觉，此处即是）。

4.系好腰带和束带，以能插入一根手指、肿物不突出来为宜。

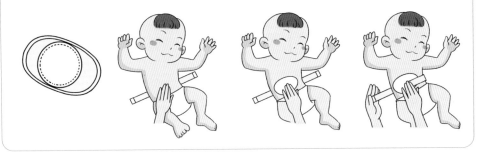

### 日常照护

1.多休息，避免引起腹内压增高的动作。

2.及时纠正会引起腹内压增高的问题，如便秘、排尿困难、咳嗽等。

3.肥胖患者要注意减轻体重。

4.监测病情，如出现腹股沟肿块，或肿块增大、腹痛，应及时就诊。

### 饮食调养

1.饮食清淡，多吃富含优质蛋白质的食物，如鱼、瘦肉、蛋类等。

2.多吃高纤维食物，如全谷物、粗杂粮、新鲜果蔬等，防止便秘。

3.忌食易胀气食物，如红薯、豆类、啤酒、碳酸气泡饮料等。

4.忌烟酒，忌食生冷、油腻、煎炸、辛辣刺激性食物。

### 运动指导

1.术后尽早下床活动。

2.平时可参加适当运动，但要避免剧烈运动及增加腹压的运动，比如跳跃、负重、拉伸等运动。

## >>> 肩、背、腹部等皮下出现无痛肿块，质软，表面光滑，界限清，多是脂肪瘤

脂肪瘤是一种常见的软组织良性肿瘤，主要由成熟的脂肪细胞构成，也因此而得名。所以，凡是身体上有脂肪的部位都可能发生脂肪瘤，尤其以肩颈、躯干和四肢等部位最多见。脂肪瘤主要在皮下，称为浅表脂肪瘤，但有些也会长在肢体深部和肌腹之间，称为深部脂肪瘤。

脂肪瘤的发生多与遗传、长期过食高脂肪食物、不良生活方式等因素有关。虽然很少恶变，但当发现身体上有疑似肿块时，还是应该尽早就医检查。

### 😐 病症解析

皮下肿块是脂肪瘤的典型症状。

1.皮下出现一个或多个局限性肿块，大小不一，数量不等，边界清楚，质地柔软，有弹性，触摸上去有一种水囊性的感觉，用手指轻推可以移动。

2.肿块大多无痛，但当脂肪瘤过大压迫到外周神经时会有痛感、麻木感。

### 😐 急救处理方案

1.直径在1厘米以内的单个脂肪瘤一般不须处理。

2.瘤体较大或压迫血管、神经、脏器时，可行手术切除。

### 😐 病后护理

1.手术患者应注意保持伤口的清洁，避免感染。

2.保持良好的心态，避免紧张、忧虑等情绪。

3.监测病情，如果出现瘤体增大、生长快等情况，须及时就医。

4.调整饮食结构，减少脂肪、胆固醇的摄入。

5.多吃富含膳食纤维、维生素的食物，如新鲜蔬果、五谷杂粮等。

6.肥胖者应控制热量的摄入，减轻体重。

7.患者平时坚持适度的运动，减轻体重，提高免疫力。

# >>> 腕部、足背等处出现外形光滑、边界清楚的圆形肿块，压之有酸胀或痛感，是腱鞘囊肿

腱鞘囊肿是一种常见的良性肿物，主要发生在关节、韧带或肌腱附近，属于一种软组织损伤性疾病。主要是由于受伤、过分劳损、骨关节炎引起。如不及时调理和治疗，会逐渐影响关节运动。因此，建议大家在发现疑似症状时，尽早就医。

## 😷 病症解析

患者关节处皮下有肿物，呈圆形或椭圆形，大小不一，一般不超过2厘米；肿物表面光滑，早期质地柔软，后期坚韧，边界清楚，与皮肤无粘连、可推动，按压有轻微酸痛感。

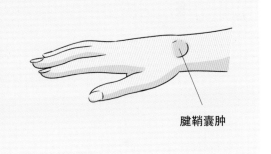

腱鞘囊肿

## 😷 急救处理方案

1.局部症状轻：建议暂时观察即可，如症状加重，须及时就医。

2.轻度疼痛者可采用穿刺、抽吸、药物等疗法，但易复发。

3.若囊肿持续增大，出现疼痛、麻木症状时，须手术切除。

**急救医生提醒你：** 切忌大力挤压或用厚重的书本等物品快速拍击囊肿，以免造成更严重的周围组织损害。

## 😷 病后护理

1.避免长时间使用鼠标或用不良姿势使用鼠标，在电脑前每隔1小时休息一会儿。

2.劳累后热敷患处，可促使局部血流通畅，减少复发。

3.清淡饮食，多吃新鲜蔬果，避免辛辣刺激性食物，戒酒。

4.轻症患者可用手指轻柔按摩患处，每天2~3次，每次20~30分钟。

5.做些温和的关节运动，比如旋转手腕、脚踝等。

## >>> 乳房有无痛肿块，乳房皮肤凹陷，有血性分泌物，是乳腺癌的信号

　　乳腺癌是一种发生在乳腺上皮组织的恶性肿瘤，其发病率占女性恶性肿瘤首位。乳腺癌有原位癌和浸润癌之分，原位乳腺癌虽并不致命，但会发展为浸润癌，形成转移，危及生命。所以，了解乳腺癌的症状，越早发现疾病的信号，治疗效果越好。

### 📷 病症解析

　　**1.乳房无痛肿块**：这是乳腺癌早期最常见的症状，患者常在无意中发现，多位于乳房的外上象限，单侧单发，无痛，质地硬，边缘不规则，不易被推动。

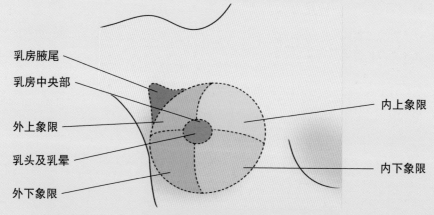

　　**2.皮肤改变**：患者乳房皮肤表面大多会出现像小酒窝一样的凹陷（酒窝征），或像橘子皮一样的许多小点状凹陷（橘皮样改变）。

　　**3.乳头溢液**：部分患者在非妊娠期或非哺乳期出现乳头溢液，多为血性、黄色浆液样或水样；溢液可能因为挤压被动溢出，也可自行溢出。如果同时有乳房肿块，则更要提高警惕。

　　**4.乳头、乳晕异常**：部分患者会有乳头回缩或抬高的症状；部分患者乳头呈湿疹样，表现为乳头皮肤瘙痒、灼痛、糜烂、破溃、结痂、脱屑等，以致乳头回缩。

**5.腋窝及锁骨上淋巴结肿大：**部分患者同侧腋窝、锁骨上会出现淋巴结肿大，质地较硬，活动性差。

## 急救处理方案

如果发现如上疑似症状，要立即就医检查。一旦确诊，医生会根据肿瘤的分期和患者的身体状况制定治疗方案，采用手术、化疗、放疗、内分泌治疗、生物靶向治疗等多种手段，越早治疗，治愈率越高。

## 日常照护

1.调整好生活的节奏，规律作息，劳逸结合不熬夜，保持心情舒畅，以保持体内雌激素水平稳定。

2.选择适合的文胸，并尽量缩短穿戴文胸的时间，给乳房松绑。

3.超重或肥胖的患者应积极减重，营养不良或体重过轻的患者应加强营养，尽量使体重达到正常范围。

4.育龄患者须做好避孕措施，以免妊娠影响乳腺癌的预后效果。

5.遵医嘱用药，掌握乳腺自我检查方法，定期复查，终身随访。

### 如何进行乳房自检

●看：站在镜前，双手用力叉腰或举过头顶。左右转动身体，从不同角度观察乳房的外形、大小是否有变化，两侧是否对称，有无异常凸起，皮肤和乳头是否有凹陷或湿疹。

●触：右手上提至脑后，用左手四指指腹触摸右乳，从锁骨下开始一点一点、缓慢地转圈触摸是否有硬块，从外向里，一直到乳头。然后用同样方法检查左乳。

●卧：平卧，右肩下垫高，右手枕在脑后，用左手指腹转小圈触摸右乳，检查是否有肿块。然后用同样方法检查左乳。

●挤：用拇指和食指轻轻挤捏乳头，检查是否有硬块，有无分泌物。如有，观察分泌物的性质。

## 饮食调养

1.改变饮食习惯，定时定量，少食多餐，避免暴饮暴食。

2.饮食以清淡、低脂为主，多吃新鲜蔬菜和水果、全谷物。

3.适量摄入多种优质蛋白，如鱼、蛋类等动物类蛋白质，与大豆、豆腐、坚果等植物类蛋白质配合食用，通过互补提高其营养价值。

4.多吃富含膳食纤维的食物和润肠食品，保持大便通畅。

5.多吃些具有抑癌作用的食物，如圆白菜、荠菜、香菇、木耳等。

6.少吃精制谷物、红肉、加工肉、肥肉、动物内脏、甜品、油炸食品等。

7.戒烟酒、浓茶、咖啡，忌食腌制、熏制、炸烤、辛辣刺激食物。

8.忌食含雌激素的保健品或营养品，如羊胎素、蜂王浆、雪蛤等；少吃反季节蔬菜水果，如催熟的番茄等。

## 运动指导

1.术后1周开始进行患侧上肢的功能锻炼，先锻炼手腕的屈伸功能，再进行肘关节的屈伸，然后根据医嘱再开始肩关节的锻炼，循序渐进，每天至少锻炼20分钟。

●爬墙运动：面对墙站立，手臂上举，沿墙壁从下向上摸。

●梳头：举起患肢，手指从前额向后做梳头运动，一直梳到后枕部。

●摸对侧耳运动：患肢从头部正上方横向绕过，摸对侧的耳朵。

2.加强双上肢运动，如跳绳、拉吊环、俯卧撑、扩胸运动等，可促进局部的血液循环，帮助乳腺恢复。

3.全身运动：根据自身情况，选择适宜的有氧运动，长期坚持，比如快步走、游泳、慢跑、做健身操等，每周3次以上，每次30～60分钟，以不感觉疲劳为宜。

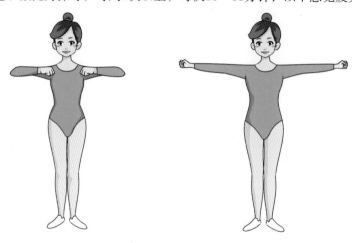

# 第八章

# 观察分泌物、排泄物，根据异常症状辨疾病

人体内每时每刻都在进行着新陈代谢活动，吸收有用的东西，排泄出一些废物，这样就形成分泌物和排泄物，比如汗液、尿液、大便、鼻涕等。当身体出现问题的时候，这些物质也会在性状、颜色、气味、数量等方面出现异常变化。因此，本章就教大家如何通过观察分泌物、排泄物来发现疾病的「报警信号」。

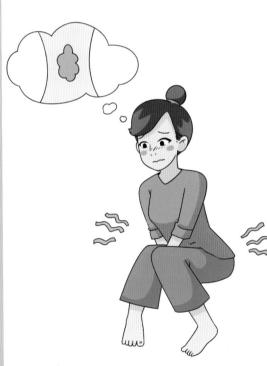

## >>> 分泌物、排泄物异常的 病因及诊断流程

人体的分泌物主要有鼻涕、眼屎、唾液、痰液、汗液、白带等，排泄物主要为尿液、大便。从这些代谢废物的异常变化，往往就能推断出一些疾病的存在。大家可通过下面的表格来了解一下。

| 分泌物／排泄物 | 异常变化 | 常见疾病 |
|---|---|---|
| 鼻涕 | 稀白鼻涕 | 风寒感冒、过敏性鼻炎 |
| | 黏稠鼻涕 | 风热感冒、慢性鼻炎、鼻窦炎、副鼻窦炎 |
| 眼屎 | 分泌物增多 | 结膜炎、角膜炎 |
| 痰液 | 红色或棕红色痰 | 肺炎、肺癌、肺结核、支气管扩张、急性肺水肿 |
| | 黄色或黄绿色痰 | 慢性支气管炎、肺结核、干酪样肺炎 |
| 汗液 | 汗少 | 干燥综合征、银屑病、硬皮病 |
| | 盗汗 | 结核病 |
| | 香汗 | 糖尿病出现酮症酸中毒 |
| 尿液 | 尿量多 | 糖尿病、慢性肾盂肾炎、急性肾功能衰竭、心功能不全等 |
| | 尿量少 | 休克、严重脱水、心力衰竭、肾动脉栓塞、肾脏肿瘤、急性肾小球肾炎、肾功能不全等 |
| | 深黄色尿液 | 脱水、肝炎、肝硬化、肝癌 |
| | 白色尿 | 肾盂肾炎、膀胱炎、尿道炎、肾结核、肾脓肿、丝虫病等 |
| | 黑色尿 | 黑酸尿症、恶性疟疾、酸中毒、黑色素瘤等 |
| | 红色尿 | 尿路结石、炎症或肿瘤 |
| 白带 | 量多，稀薄或稠脓，有臭味 | 阴道炎、宫颈炎、宫颈糜烂、子宫积脓等 |
| | 白带量多，黄水样或带血 | 妇科肿瘤、宫颈糜烂、宫颈息肉等 |

续表

| 分泌物／排泄物 | 异常变化 | 常见疾病 |
|---|---|---|
| **大便** | 腹泻 | 肠炎、痢疾、肠结核 |
| | 便秘 | 生理性便秘、肠道肿瘤、肠粘连、巨结肠 |
| | 红色或黑色便 | 消化道出血、结肠息肉、急性出血性坏死性肠炎、肠道肿瘤、痢疾等 |
| | 深黄色便 | 溶血性黄疸、恶性疟疾、中毒等 |

　　从上表可知，导致身体分泌物、排泄物异常的疾病非常多，其中有不少重症。这就需要大家在日常生活中多留心，一旦发现有异常，立即就医检查。比如夜尿增多的就诊流程是这样的：

　　本章我挑选了几种常见的以分泌物、排泄物异常变化为主的疾病，大家可以多了解一些，一旦出现疾病的信号，迅速采取正确的措施非常重要。

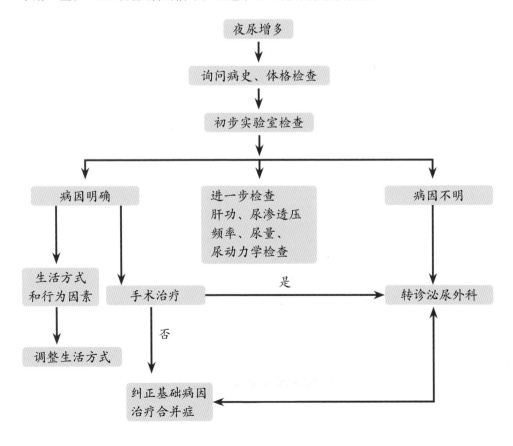

## ﹥﹥﹥水样鼻涕，鼻痒，阵发性喷嚏，鼻塞，是过敏性鼻炎的表现

过敏性鼻炎，是由于过敏原刺激鼻腔黏膜引起的，常见过敏原比如花粉、真菌、尘螨、动物毛屑等。临床上，过敏性鼻炎主要分为两种：

1.季节性过敏性皮炎：多发生在春季、夏季和秋季，通常是由花粉、柳絮等引起，所以又叫"花粉症"。

2.常年性过敏性鼻炎：一年中任何时候都可能发病，长期反复发作，经久不愈，症状的轻重会随着吸入过敏原的量和时间有所变化。

不及时治疗，极有可能诱发鼻窦炎、鼻息肉，还会导致中耳炎、嗅觉丧失、哮喘。所以，大家一定要了解过敏性鼻炎的发作症状，以便早发现、早治疗。

### 😷 病症解析

1.**鼻痒**：鼻腔非常痒，反复发作，患者会不停用手揉鼻子，或者做歪口、耸鼻等奇怪动作。

2.**打喷嚏**：每天数次阵发性发作，每次连续打3个以上，有时甚至连续打5个以上，多在晨起、夜晚或接触过敏原后立刻发作。

3.**流鼻涕**：与打喷嚏同时发生，且越流越多，会持续很长时间；有时鼻涕还会不知不觉地流下来，患者都没有察觉。

4.**鼻塞**：可单侧或双侧鼻塞，严重程度不一，而且鼻塞会随着体位的变动而改变，比如睡觉时，如果左侧卧，则左鼻孔塞，右鼻孔通气；如果是右侧卧，则右鼻孔塞，左鼻孔通气，这是过敏性鼻炎的典型特点。

### 😷 急救处理方案

1.对已经明确的过敏原，要尽量避免与之接触。

2.遵医嘱使用H1抗组胺药、糖皮质激素喷鼻剂，可迅速起效，缓解症状。

3.用生理性海水冲洗鼻腔，可减少分泌物，增强局部药物的疗效。

## 日常照护

1.搞好居家环境的卫生，不养宠物，不在室内摆放开花的植物，减少室内尘螨、灰尘、动物毛屑等过敏原。

2.花粉过敏者减少出门，如出门要戴口罩、专门的防护镜等。

3.用正确的方法擤鼻涕：用手指压住一侧鼻孔，由另一侧将鼻涕向外擤出，然后用相同的方法再擤另一侧。对不会擤鼻涕的幼儿，家长可用柔软的手帕或纸巾轻轻揩拭。

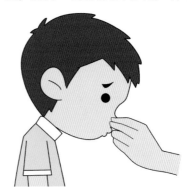

4.患者流鼻血时要正确处理，不要把头往后仰，更不要用纸堵住鼻孔来止血。

5.日常用冷水洗脸，有助于增加局部血液循环，保持鼻腔呼吸道通畅。

6.督促患者按时服药，定期复查。

## 饮食调养

1.避免使用含有大量异体蛋白、有可能引起过敏的食物，如海鱼、海虾、鸡蛋等食物。

2.饮食清淡，不要过于油腻，少喝含糖饮料。

3.宜吃温热性的食物，忌食冷饮，如冰棍、冰激凌、冰冻饮品等。

4.戒酒，少吃含添加剂多的零食，忌食辛辣刺激性食物，如辣椒、芥末、胡椒粉、咖喱及所有含咖啡因的饮品等。

5.多吃富含维生素C和维生素A的食物，如青椒、菜花、黄瓜、胡萝卜、南瓜等，有利于呼吸道黏膜的修复。

## 运动指导

1.平时多锻炼身体，可以增强体质，提高免疫力，减少过敏性鼻炎的发作。

2.常做鼻保健操，方法是：用两手拇指侧缘，在鼻背两侧作上下交替摩擦，每次擦至局部皮肤有温热感觉为止，每日早晚各1次，长期坚持，对缓解病情大有帮助。

## ⟫⟫眼睛分泌物增多，结膜充血或红肿，流泪，有烧灼、异物感，是患了急性结膜炎

　　急性结膜炎，就是老百姓常说的"红眼病"，主要是由细菌或病毒感染引起的，传染性很强，一旦被感染上了，几个小时之内就能发病，因此，了解结膜炎的症状，及时地治疗和护理非常重要。

### 😀 病症解析

　　**1.眼睛分泌物增多**：患者会感觉分泌物突然增多，早晨起来睁眼的时候会发现睫毛常粘在一起，且睑结膜上可见灰白色膜，能用棉签擦掉，但很容易就又生出来了。

　　**2.结膜红肿**：患者常眼睑肿胀，结膜呈鲜红色，尤其以眼睑和穹隆部结膜最明显，严重者可有点片状结膜下充血。

　　**3.其他症状**：患者眼部有异物感、灸烤刺痛、轻度畏光、流泪等症状。

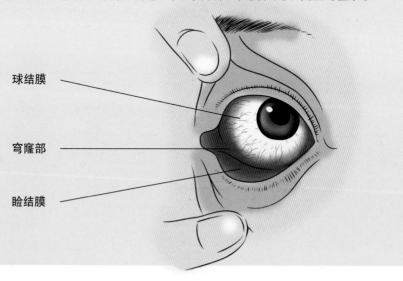

球结膜

穹隆部

睑结膜

### 😷 急救处理方案

　　1.立即就医，然后在家隔离，避免交叉感染。

2.用凉毛巾或冷水袋冷敷患眼，可缓解症状，注意不要包扎或热敷患眼。

3.眼睛分泌物多时，可用3%硼酸水或生理盐水冲洗眼睛。

### 冲洗方法

患者侧卧，家属洗净双手，翻转患者一侧眼的眼睑，用药水或生理盐水冲洗结膜面，同时用手指推动上下眼睑，使穹隆处的分泌物也被冲出，冲洗后用消毒棉签拭净眼缘。用相同方法再冲洗另一只眼，每天2～3次。

注意：冲洗液必须是温的；分泌物冲出来时，头要转向同侧，避免冲洗液流入对侧眼。

4.局部用药，用正确的方法点眼药水或涂眼药膏。

5.可用粗棒头的棉签在上、下眼窝处轻轻按摩，一天3～4次，可以畅通鼻泪管，减少分泌物的产生。

## 日常照护

1.在家隔离，多休息，不要串门或去人群密集的公共场所，以防将疾病传染他人。

2.不与他人共用物品，不接触患者用过的物品，如毛巾、手帕、脸盆等。患者每次使用过的物品要用开水煮5～10分钟，晒干后再用。枕套最好每天更换、清洗、消毒。

3.注意卫生，用流动的水勤洗手、洗脸，不用脏手揉眼睛，眼内分泌物多时可用干净的温毛巾清理或用生理盐水冲洗。

4.避免过度用眼，不要佩戴隐形眼镜，女性应避免画眼妆。

5.戒烟酒。

## 饮食调养

1.饮食以清淡为主，多吃新鲜的蔬菜、水果。

2.忌食海鲜、羊肉等发物。

3.忌食辛辣刺激性食物。

## 运动指导

1.治疗期间可在室内活动，但避免剧烈运动。

2.平时应加强运动，提高免疫力和抗病能力。

## >>> 白带增多，呈乳酪状或豆腐渣样，或黄绿色泡沫状等，有异味，伴外阴瘙痒，都是阴道炎的特征

阴道炎是指发生在女性阴道的炎症，在妇科疾病中最常见。

各个年龄阶段都可以发病，给女性朋友们带来很大的痛苦，严重影响日常生活。不过，阴道炎的发病症状比较典型，只要及时发现，及早治疗，就能痊愈。

"好痒啊~"

### 📋 病症解析

正常的白带无色无味，透明或黏稠。当白带增多（经期、排卵期或怀孕期间白带增多除外）、变色、有异味时，就提示可能患了阴道炎。

| 白带异常表现 | 伴随症状 | 提示的疾病 |
|---|---|---|
| 白带增多，色白，很稠，呈乳酪状或豆腐渣样 | 外阴瘙痒，时轻时重，时发时止，严重时坐卧不宁，寝食难安；排尿痛、性交痛等 | 念珠菌性阴道炎 |
| 白带增多，颜色呈灰黄色、黄白色或黄绿色，呈稀薄脓性，泡沫状，有臭味 | 伴有外阴瘙痒、灼痛、性交痛，小便时痒痛更厉害 | 滴虫性阴道炎 |
| 白带增多，灰白色、均匀一致，稀薄，泡沫状，有鱼腥臭味，尤其性交后加重 | 轻度外阴瘙痒或有灼热感 | 细菌性阴道病 |
| 绝经后女性白带增多，稀薄，呈淡黄色，严重者呈脓血性 | 外阴不适、有灼热感、瘙痒，性交痛 | 老年性阴道炎 |

续表

| 白带异常表现 | 伴随症状 | 提示的疾病 |
| --- | --- | --- |
| 5岁以下婴幼儿阴道分泌物增多，呈脓性 | 患儿会因外阴痒痛而哭闹不安 | 婴幼儿外阴阴道炎 |
| 白带增多，黏稠，呈脓性，色黄或黄绿，多有臭味 | 下腹部疼痛，阴道口红肿疼痛 | 淋病性阴道炎 |

## 🔲 急救处理方案

当白带出现异常时，应及时就医检查，可通过口服和阴道局部用药治疗。但不同类型的阴道炎，治疗原则不同，须严格遵医嘱足量足疗程用药，争取彻底治愈。

### 日常照护

1.内裤要选择棉质的，不仅要宽松舒适，而且透气性、吸汗性要好；每天换洗，天气热出汗多时可多次换洗；内裤最好用中性肥皂单独清洗。

2.选择正规厂家生产的卫生巾，不要买过期产品，长时间不用的卫生巾先在阳光下暴晒后再使用。

3.大便后要由前往后擦，并用温水自前向后清洗外阴，减少感染的机会。

4.洗澡时要淋浴，切忌盆浴；不与他人共用浴巾；不去公共泳池游泳；使用公共厕所时尽量避免坐式马桶。

5.治疗期间禁止性生活，或可采用避孕套以防止交叉感染。

6.阴道局部用药时，注意手的卫生，减少感染机会。

### 饮食调养

1.饮食清淡、有营养，多喝水，多吃些蔬果，增强免疫力。

2.忌食辛辣刺激及海鲜发物、腥膻之物。

### 运动指导

1.治疗期间可适量运动，散步、做操等，不要剧烈运动。

2.加强锻炼，每周坚持3～5次，每次30～60分钟的有氧运动，提高免疫力。

## >>> 大便变细，排便习惯改变，便中带血， 可能是大肠癌的早期信号

　　大肠癌是指发生在结肠或直肠的恶性肿瘤，其发病与遗传、生活方式、饮食、环境、大肠腺瘤等关系密切。在所有大肠癌中，一般直肠癌发病率最高，其次是乙状结肠、升结肠、降结肠、横结肠。大肠癌发现越早，治疗效果越好。所以，希望大家都能了解大肠癌的典型症状，以便当大肠"报警"时，能迅速做出判断，采取措施。

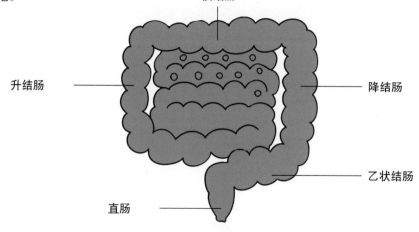

大肠癌发生的主要部位

### 📷 病症解析

　　**1.排便习惯改变：**如突然便秘、腹泻，或者腹泻与便秘交替出现。

　　**2.便血或黑便：**出血可为鲜红色、暗红色或黑便，还可以伴有黏液、脓液。

　　**3.大便刺激症状：**大便次数增多，但每次大便量却很少，总感觉没有排尽，还想大便，这种情况称为里急后重。

　　**4.大便性状改变：**大便变形、变细，排便费劲。

　　**5.肠梗阻：**出现腹痛、腹胀、肛门停止排气排便等肠梗阻的症状。

　　**急救医生提醒你：**45～74岁人群每2年须进行大便潜血检测；40岁以上的人群，最好每5年接受1次肠镜检查；如果有结肠腺瘤性息肉、溃疡性结肠炎、克罗恩病等病，最好每1～2年接受1次肠镜检查。

## 急救处理方案

当出现以上症状时，要及时就医检查。确诊后，积极配合医生治疗，提高治愈率。

### 日常照护

1.营造舒适轻松的家庭环境，作息规律，避免劳累。

2.及时添加衣物，避免受凉、感冒等。

3.对术后疼痛者，家属可分散其注意力，如让其聊天、看电影、听音乐等。

4.造口手术者：定期更换造瘘口袋；造瘘口必须及时清理，涂抹氧化锌软膏或专用的防渗漏液，以防止发炎；避免剧烈咳嗽、便秘等增加腹压的因素，以免形成造瘘口旁疝。

5.遵医嘱用药，定期复查；监测病情，尤其是大便性状、排便习惯和体重变化，如有异常，及时就医。

### 饮食调养

1.术后禁食3~5天，但应提供足够的肠外或肠内营养支持。

2.当恢复肛门排气排便后可遵医嘱进食，先给予清水，若无异常，再循序渐进给予流质、半流质、软食，最后过渡到普通饮食，少食多餐。

3.调整饮食习惯，以易消化、少渣食物为主，如鸡蛋羹、碎肉末、肠内营养液等，忌食高脂肪食物。

4.适当进食富含优质蛋白质的食物，如蛋类、鱼、虾、瘦肉等。

5.多吃新鲜蔬菜、水果，增加膳食纤维的摄入量，保持大便通畅。

6.戒烟酒，忌食冷硬、辛辣、刺激食物。

### 运动指导

1.术后2~3天，可遵医嘱下床活动，以促进肠蠕动，利于恢复。

2.逐渐增加运动量，术后3个月内避免进行重体力劳动。

3.平时避免久坐，逐渐增加至中等运动强度的锻炼，如慢跑、打球等，增强免疫力。

## >>> 突然无法排尿或仅有少量尿液溢出，
## 下腹胀痛难忍，多是急性尿潴留

急性尿潴留是泌尿外科最常见的急症之一，是指急性发生的无法排尿，导致尿液滞留在膀胱内，使膀胱极度充盈的一种综合征，多发于老年男性患者。导致尿潴留的原因主要是有三类：

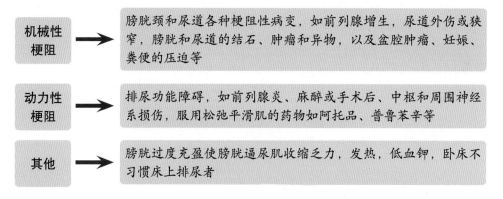

| 机械性梗阻 | → | 膀胱颈和尿道各种梗阻性病变，如前列腺增生，尿道外伤或狭窄，膀胱和尿道的结石、肿瘤和异物，以及盆腔肿瘤、妊娠、粪便的压迫等 |
| 动力性梗阻 | → | 排尿功能障碍，如前列腺炎、麻醉或手术后、中枢和周围神经系损伤，服用松弛平滑肌的药物如阿托品、普鲁苯辛等 |
| 其他 | → | 膀胱过度充盈使膀胱逼尿肌收缩乏力，发热，低血钾，卧床不习惯床上排尿者 |

急性尿潴留多在憋尿、劳累、感冒、饮酒、房事、服某些药物或吃辛辣刺激食物后诱发，常在24小时之内骤然发作，必须立即采取急救措施，否则会带来更严重的后果。所以，大家要了解急性尿潴留的发作症状，以便尽早急救。

### 🔲 病症解析

1.**突然无法排尿**：膀胱内充满尿液，有强烈的尿意却尿不出；有时部分尿液可从尿道不自主地溢出来，就像尿失禁一样。

2.**下腹胀痛**：由于膀胱过度充盈，患者会感觉下腹胀痛难忍，辗转不安，非常痛苦；即使有些尿液溢出，也不能减轻下腹疼痛。

3.**体征**：患者平卧时，用手触摸小腹，可触及膨胀的、呈球形的膀胱。

## ⊡ 急救处理方案

1.尿潴留时间较短，膀胱充盈不严重的患者，可用暗示法、热敷法或热水浴法，来缓解尿道括约肌的痉挛状态，促使尿液排出。

| 暗示法 | 热敷法 | 热水浴 |
|---|---|---|
| 全身放松，打开自来水龙头听"哗哗"的流水声。 | 用热毛巾或热水袋，热敷下腹部耻骨上膀胱区及会阴。 | 水温控制在50℃左右，然后直接坐在热水里浸泡，如果有排尿感，可在水中试排。 |

2.如果以上方法无效，可用按摩法。

方法：患者平卧，家属可用单掌从患者的肚脐向耻骨联合上缘（即小腹下部毛际处）推，稍用力推20次，以促使膀胱收缩。

3.如果以上方法都不能排尿，则须立即就近就医。

## ⊙ 日常照护

1.注意休息，避免劳累，调畅情志。

2.注意保暖，尤其要注意做好下腹部保暖，避免受凉。

3.定时排便，保持大便通畅，避免便秘，如有习惯性便秘，应及时药物干预，以免加重排尿困难。

4.注意个人卫生，避免尿路感染。如有尿意要及时排尿，不憋尿。

## ⊙ 饮食调养

1.饮食以清淡、易消化为宜，避免进食辛辣刺激性食物。

2.多饮水，多排尿，保持尿路畅通。

3.戒烟酒，忌饮咖啡、浓茶。

## ⊙ 运动指导

患者可进行一些轻松的运动，如散步、打太极拳等，但忌长时间骑自行车。

## >>>多尿，总口渴，容易饿，体重下降，是糖尿病的典型症状

糖尿病是一组以高血糖为特征的内分泌代谢性疾病。血糖是人体所需能量的主要来源，在胰岛素等激素的控制下，始终保持在一定的水平。但当一些因素，比如遗传、肥胖、膳食结构不合理、运动少等，使胰岛素相对或绝对不足时，就会引起人体内的代谢紊乱，血液中的葡萄糖不能正常进入细胞内为人体提供能量，只能在血液中凝聚，使血糖浓度升高，由此而出现高血糖，进而导致1型或2型糖尿病。

糖尿病不及时治疗、血糖水平长期较高的话，会引起全身多系统损害，危害非常大。因此，建议大家都能了解糖尿病的典型症状，一旦发现端倪，立即就医，以避免更大危害的发生。

### 糖尿病的诊断标准

· 空腹血糖≥7.0毫摩尔／升。

· 随机血糖或葡萄糖负荷试验2小时血糖≥11.1毫摩尔／升。

### 📷 病症解析

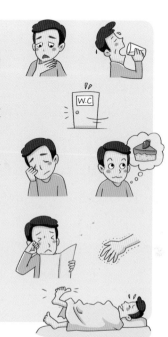

**1.多尿**：不明原因的尿频、尿急且尿量多，夜间尤其明显。

**2.口渴**：因为尿多，身体缺水，喝水的次数和饮水量都明显增加，但还是总感觉口渴。

**3.容易饿**：饮食的分量增加很多，但还总感觉肚子很饿，尤其喜欢吃甜食。

**4.体重减轻**：虽然吃得比以前多很多，但体重却下降很快，明显消瘦。

**5.其他症状**：患者还会感觉视物模糊、视力下降、身体乏力、睡觉时腿脚抽筋、手脚发麻、多汗、头晕、心慌等。

## 急救处理方案

1.当出现"三多一少"（多饮，多食，多尿，体重减少）的症状时，一定要及时就医。医生会根据诊断结果，制定合理的治疗方案，通过饮食、运动、药物、血糖监测、手术等方法，达到稳定血糖的目的。

2.一旦患者出现高血糖危象，应立即送医或拨打120急救电话，同时采取以下措施：

● 立即卧床休息，注意保暖。

● 保持呼吸道通畅，有条件的给予吸氧。

● 小剂量使用胰岛素治疗，切忌过量使用，以免血糖下降过快。

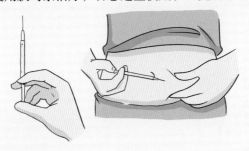

● 补水，补充钾盐。

● 检测血糖，观察患者意识和生命体征，做好记录。

## 日常照护

1.生活有规律，注意劳逸结合，保证充足的睡眠，避免过度劳累。

2.学会缓解心理压力，避免负面情绪，保持情绪乐观、心情愉快。

3.一定要戒烟。

4.肥胖的糖尿病患者最好能将自己的体重控制在标准范围内，但也切忌过度盲目减肥。

5.注意个人卫生、保暖与室内通风，流感盛行的时节最好少去人多的地方，预防感染。

6.注意用眼卫生，常做眼保健操，避免强光刺激、过度用眼或用脏手揉眼睛。

7.注意足部卫生；经常检查双脚是否有破损、肿胀等异常；选择舒适的鞋子。

8.遵医嘱用药，做好血糖的日常监测（详见44页），发现问题及时调整用药，并做相应并发症的检查。

**急救医生告诉你：** 如何注射胰岛素。

1.用酒精局部消毒，等酒精干了再注射。

2.用长针头注射，捏起皮肤，针头与皮肤夹角成45°进行注射；用短针头注射或肥胖的患者，则不需要捏起皮肤，90°垂直进针即可。

3.注射深度要适中，注射完及时卸下针头。

注意：一个针头不能反复使用，以避免感染或断针，务必坚持"一针一换"的原则。

## 🍽 饮食调养

1.饮食要清淡，每天摄盐量要控制在5克以下；宜选用植物油，每天摄入量不宜超过25克。

2.饮食规律，定时定量，细嚼慢咽，切忌暴饮暴食。血糖控制不好的患者最好少食多餐，以免饭后血糖迅速升高。

3.血糖控制较好的患者，可适量吃一些糖分低的水果，每天100～150克，且最好在两餐之间吃，以免餐后血糖升高。

4.忌吃各种高糖食物，如糖、蜜饯、饮料、糕点等，否则易出现高血糖。

5.忌吃高脂肪、高胆固醇的食物，如动物油、肥肉、动物内脏、蛋黄、黄油等。

6.烹调方法上多采用蒸、煮、烧、烤、凉拌的方法，以减少用油量。

7.戒酒。酒精能使血糖发生波动，空腹大量饮酒时，可发生严重的低血糖。

## 🏃 运动指导

患者可根据自身情况进行适量运动，对稳定血糖有帮助。

**1.运动时间、频次：** 最好在上午9：00—10：00或傍晚时段进行运动，每次持续30分钟，每周3～5次，并长期坚持。避免清晨、餐前半小时、餐后半小时运动。

**2.运动项目：** 散步、快步走、打太极拳、游泳、做瑜伽等均可。

**3.运动强度：** 循序渐进，以中等运动强度为宜，即感觉有点累，心情比较轻松愉快，适度出汗，肌肉有点酸胀不适，食欲与睡眠都比较好，第二天的精神状态特别好。

**急救医生提醒你：** 自身胰岛素严重分泌不足的1型糖尿病患者，血糖大于14毫摩尔／升的患者，血糖极不稳定的脆性糖尿病患者，收缩压大于180毫米汞柱的患者，以及严重心脏病、肾脏病、急性感染、脑供血不足的患者，以上患者不宜运动。

# 第九章

# 皮肤出现异常，可能不止皮肤病这么简单

皮肤是人体的第一道防线，同时，皮肤也是内脏的『晴雨表』，很多身体内部问题也会通过皮肤表现出来。所以，当皮肤出现异常时，可能并不只是简单的皮肤病，而是身体内部器官或全身疾病的反映。因此，大家有必要了解一些以皮肤异常为主要表现的疾病，当它们通过皮肤的变化向我们发信号『报警』时，要能及时做出判断。

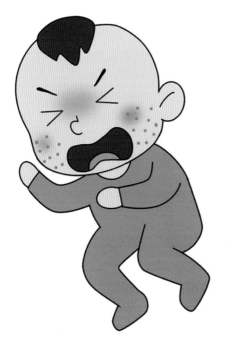

## >>> 皮肤异常的病因
## 及常见疾病

　　皮肤是人体最大的器官，它覆盖在身体表面，直接同外界环境接触，时刻与各种灰尘和病原体打交道，具有保护、排泄、调节体温和感受外界刺激等多种生理功能。正因为如此，皮肤异常的临床表现非常多，这些表现不仅是皮肤本身出现了问题，还可能是人体内部组织、器官或全身疾病的反映。

　　门诊时，医生也会把患者的皮肤病理变化作为诊断皮肤病、内脏病或全身疾病的一个重要依据。皮肤的病理变化主要分为两类：

　　一是患者的主观感觉，比如瘙痒、疼痛、烧灼、麻木等，这些自觉症状与皮肤病的性质、严重程度等密切相关。

　　二是患者的体征，也就是可以看到或摸到的皮肤或黏膜病变，比如皮损的性质、形态、部位、颜色、光泽、硬度、分布、排列、数目、大小等。临床上常见的皮损表现有斑疹、丘疹、水疱、脓疱、结节、风团、囊肿、水肿、瘀点、糜烂、渗液、溃疡、鳞屑、结痂、抓痕、皲裂、硬化、萎缩、瘢痕、苔藓化等等。即使是同一种疾病，也会因为不同的皮损表现，而分为不同的类型，比如湿疹，就包括渗出性湿疹、干燥性湿疹等。

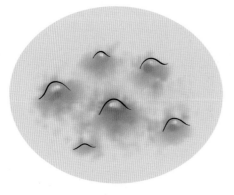

渗出性湿疹

干燥性湿疹

　　通过这两点，再结合患者其他症状和检查结果，则大多数皮肤异常都可以做出正确诊断，找出病因了。皮肤异常的表现那么多，它背后的原因也很多，我大致列了一个表格，大家可以了解一下。

| 皮肤异常的病因 | 常见疾病 |
|---|---|
| 物理因素 | 夏季皮炎、痱子、日光性皮肤病、冻疮、鸡眼、手足皲裂、压疮等 |
| 感染性疾病 | 单纯疱疹、带状疱疹、疣、水痘、风疹、手足口病、麻疹、脓疱病、毛囊炎、蜂窝织炎、猩红热、各种癣、甲真菌病等 |
| 结缔组织疾病 | 红斑狼疮、硬皮病、干燥综合征、皮肌炎等 |
| 性传播疾病 | 梅毒、淋病、尖锐湿疣等 |
| 过敏、中毒 | 食物过敏、药疹、接触性皮炎、湿疹、荨麻疹、过敏性紫癜、过敏性休克等，以及食物、药物、接触物、化学物等中毒 |
| 色素障碍 | 雀斑、黄褐斑、白癜风、色素痣等 |
| 遗传 | 鱼鳞病、毛周角化病、毛发苔藓等 |
| 营养与代谢障碍 | 维生素缺乏症、肠病性肢端皮炎、黄瘤病 |
| 皮肤肿瘤 | 湿疹样癌、基底细胞癌、鳞状细胞癌、蕈样肉芽肿、恶性黑素瘤 |
| 全身疾病 | 甲亢、甲减、黄疸型肝炎、胆道瘀滞、肝硬化、肾炎、先天性血管瘤、慢性白血病及各种恶性肿瘤 |
| 神经功能障碍 | 瘙痒症、神经性皮炎及寄生虫妄想症 |
| 精神神经疾病 | 精神紧张、激动、失眠、拔毛癖等 |
| 动物所致 | 疥疮、螨皮炎、隐翅虫皮炎、虱病、虫蜇伤或咬伤等 |
| 其他 | 银屑病、单纯糠疹、玫瑰糠疹、扁平苔藓 |

皮肤病的诊断与其他疾病一样，必须根据病史、体格检查及实验室检查进行综合分析。

临床上，在皮肤上有反映的疾病非常多，本章挑选了几种常见的以皮肤异常为主要表现的疾病，方便大家了解，关键时刻好及时采取正确的措施。

## >>> 黄疸，肝区痛，伴全身无力、呕吐、食欲不振等，应考虑急性黄疸型肝炎

　　肝炎，顾名思义就是发生在肝脏的炎症，临床证型很多，急性黄疸型肝炎就是其中之一，主要以胆红素代谢和排泄障碍为主要表现。这类肝炎又以甲型病毒性肝炎（甲肝）、戊型病毒性肝炎（戊肝）最常见。如果不及时消除病因，往往会发展为慢性肝炎、肝硬化甚至肝癌。所以，大家要了解此病的发作症状，越早采取措施，对肝脏的损害越小。

### 😑 病症解析

#### ◆前驱症状

　　患者在出现黄疸前会有一些非特异的前驱症状，如低热、关节酸痛、容易疲劳、腹部不适、食欲不振、厌食油腻、恶心、呕吐、腹胀、腹泻、体重下降等，以及皮肤刺痒、荨麻疹、局部皮肤突然肿胀、紫癜等皮疹症状。这些症状平均持续5~7天，最多可至2周。

#### ◆典型症状

　　1.黄疸：患者会首先发现尿色深黄，继而巩膜、皮肤变黄，大便颜色变浅或在短期内变为灰白。

　　2.肝区痛：患者会感觉右上腹部肝区不适、疼痛，用手按压或叩击有疼痛感。部分患者肋下可触及肝脏。

### 😑 急救处理方案

　　当出现肝炎疑似症状时，须立即就医，住院隔离治疗。此病通过积极的治疗，一般能够痊愈，不会有后遗症。

　　1.立即隔离，避免传染。

　　2.进行抗病毒治疗、保肝治疗及退黄治疗。

## 日常照护

1.给患者提供安静的休养环境，保持室内通风。

2.患者应多休息，保证充足的睡眠，避免过分劳累，切忌熬夜。

3.患者应心情舒畅，避免紧张、忧郁、暴怒等伤肝的坏情绪。

4.出院6个月内应节制性生活，并使用避孕套等安全措施。

5.戒烟。

6.做好个人卫生，饭前、便后用肥皂洗手；患者的粪便要特殊处理，避免传染；搞好环境卫生，消灭苍蝇、蟑螂等。

7.接种疫苗，预防肝炎病毒的感染。

8.遵医嘱规律服药，定期复查，切不可擅自滥用药物，以防损害肝脏。

## 饮食调养

1.三餐合理搭配，以清淡、松软、易消化为主，定时定量，以八分饱为宜。

2.适当补充优质蛋白质，按每天每千克体重1.5～2克提供。

3.增加维生素的供给量，多吃些新鲜的蔬菜和水果，有利于肝细胞的修复，可增强肝脏解毒功能，提高机体免疫力。

4.保证热量的供给，即适当多吃些主食，可对蛋白质起到保护作用，并促进肝脏对氨基酸的利用。

5.减少脂肪和糖的摄入量，烹调时建议使用植物油，避免油腻、难消化的食物，特别是对于黄疸尚未消退的患者。

6.忌食对肝脏有害的食品，如发霉的大米、花生、腌制和烟熏食品等。

7.严格戒酒，少喝浓茶、咖啡，忌食辛辣、刺激性强的食物。

8.注意饮食卫生，不喝生水，不吃生蔬菜，不吃未洗净或未削皮的瓜果，忌食未煮熟的贝类食物。

## 运动指导

1.急性期应卧床休息、静养。

2.出院后，应先做些轻微活动，或做些力所能及的工作，然后根据恢复情况逐渐增加运动量，以不感到疲乏、恶心、腰痛为准。

3.完全康复后，可选择一些较为温和的运动，如散步、慢跑、做广播体操、打太极拳等，每天或隔天锻炼，每次10～30分钟，避免剧烈运动。

## >>> 皮肤瘙痒，鲜红或苍白色风团，融合成片，是急性荨麻疹的表现

荨麻疹，是一种常见的过敏性皮肤病，因为皮疹呈风团样，与人接触植物荨麻时发生的皮疹极其相似，所以称之为"荨麻疹"。荨麻疹的发病率很高，多是因为接触过敏物质造成的，比如食物过敏，吸入花粉、灰尘等，服用某些药物，各种感染及冷、热、日晒、摩擦、精神紧张、运动过度等都可能诱发荨麻疹。

荨麻疹有急慢性之分，没有明显的季节性，一年四季都有可能发生。而且，因为它痒得实在是太厉害了，甚至会带来水肿、哮喘等一系列的严重后果。因此，抓住荨麻疹发作的信号，及早采取措施非常重要。

### 🖭 病症解析

**1.皮肤瘙痒：**急性荨麻疹起病急，患者常先感觉皮肤瘙痒，忍不住用手搔抓，越抓越痒，越痒越抓，形成恶性循环。

**2.风团：**随着搔抓，出现大小、形态不一的风团，呈淡红色、鲜红色或苍白色，表面毛孔显著；风团逐渐蔓延，可相互融合成片，皮肤表面凹凸不平，像橘皮一样；皮疹可在半小时至数小时自然消退，不留痕迹，但易复发。

### 🖭 急救处理方案

1.服用抗组胺药物、维生素C及钙剂。如果是感染引起的，则可选用适当的抗生素。

2.涂抹止痒软膏或者用炉甘石洗剂来止痒。可将炉甘石洗剂放入冰箱内冷藏，止痒的效果会更佳。

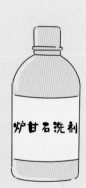

3.用3%硼酸水冷敷患处，如果家里没有，也可以用冷水代替，每次20～30分钟，可以使血管收缩，减轻水肿、痒感。

4.病情严重有休克、喉头水肿及呼吸困难者，须立即就医或拨打120急救电话。在救护车来之前，我们可以先采取以下急救措施：

●立即切断过敏物的来源，如果是被昆虫叮蜇，应小心地把刺去掉或拔出

来，并用口吸或拔火罐等方式将毒液吸出。

●解开患者的衣领口、腰带及袖口，让患者平卧，有条件可给予吸氧。

●保持呼吸道通畅，如果出现呕吐，要迅速将其头扳向一侧，防止误吸。

●观察患者的呼吸情况和脉搏，如果呼吸中断、心脏骤停，须立即进行心肺复苏（具体方法见91～92页）。

## 日常照护

1.避免接触可能会引起过敏的东西，家里不养宠物或花草，还要注意家居卫生，常通风，晾晒被褥，减少灰尘、尘螨、真菌等过敏原。

2.严格遵照医嘱，持续规律用药，当风团消退，皮肤完全恢复正常后，仍须继续用药3～5天来巩固疗效。

3.尽量不要抓挠，勤洗澡，勤剪指甲，保持皮肤的清洁、干燥，避免继发感染。洗澡时水温要适宜，与患者体温接近即可。

4.养成规律的生活习惯，不熬夜，不劳累，保证充足的睡眠。

5.夏季注意避免蚊虫叮咬，冬季注意防寒保暖。

6.保持心情愉快，避免烦躁、紧张等情绪。

7.如果患者出现过2次以上的严重反应，则应随身携带抗过敏药物、自注射式肾上腺素笔、激素等，以备不时之需。

## 饮食调养

1.饮食上要清淡，可以适当多吃些苦瓜、番茄、黄瓜、萝卜、橘子等新鲜蔬果，补充维生素，有利于皮肤的滋润和修复。

2.忌食易过敏的食物，如各种海鲜、牛奶、坚果等。

3.忌食生冷、油炸、酸辣刺激性的食物等。

## 运动指导

1.急性发作期间应该尽量减少户外活动，因为风、冷空气、出汗或者摩擦等，都有可能加重荨麻疹的症状。

2.康复后可参加适宜的体育锻炼，增强体质。

## >>> 局部肤色改变，黑斑，
## 或有湿疹样隆起、溃疡，可能是皮肤癌

皮肤癌是指发生在人体皮肤表面的恶性肿瘤，种类很多，可发生于身体的任何部位，但大多发生在面部、头部和颈部。发病原因可能与日常曝晒与紫外线照射、化学致癌物质的刺激、放射线和电离辐射、慢性刺激与炎症等因素有关。

皮肤癌如果发现得早，并能及时适当地治疗，大多愈后很好。可如果不及时治疗、癌症扩散以后，治愈就相当困难了。所以，大家有必要了解一下皮肤癌的典型表现，在平时多关注一下皮肤的变化，如有异常，及时就医检查。

### 📻 病症解析

#### ◆ 早期症状

出现红斑状或略高于皮面的斤疹样皮损，并有鳞状脱屑或痂皮形成。

#### ◆ 典型症状

1.**局部肤色改变**：大多数患者局部皮肤会出现颜色的变化，比如棕、黑、红、白或蓝混杂不匀等，边缘不规则，类似锯齿的样子。

2.**皮肤表面出现湿疹样变化**：局部皮肤不光滑、粗糙，红斑状或出现类似湿疹的隆起区域，常伴有鳞状或片状脱屑；有时有渗液或渗血，周围皮肤可出现水肿或变白色、灰色等。

3.**皮肤溃疡或出血**：局部皮肤形成溃疡，或有疼痛感，经过治疗也不能痊愈，时好时坏，有时一擦就出血。

4.**皮肤上出现新痣或突起**：皮肤上长出像疣（俗称瘊子，一种表皮良性赘生物）一样的突起，有的呈结节样、乳头状或菜花状，易破溃；有的则是长出新痣、斑块，特别是在指甲、甲床、脚心、手心或身体其他部位发现黑色的斑，近期内明显扩大，并容易破溃，应及时到医院检查。

5.**原有痣发生变化**：如果原有的痣在短期内体积、面积增加了一倍，或原本比较平的痣突然鼓起或出现破溃、出血，都应该引起注意。

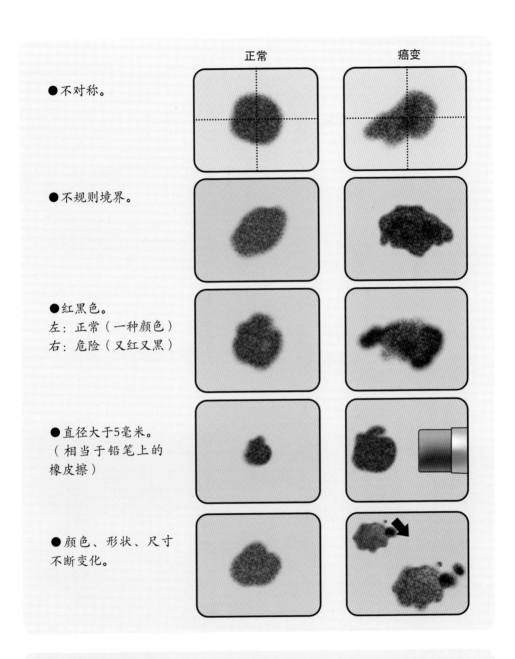

正常　　　　　癌变

●不对称。

●不规则境界。

●红黑色。
左：正常（一种颜色）
右：危险（又红又黑）

●直径大于5毫米。
（相当于铅笔上的
橡皮擦）

●颜色、形状、尺寸
不断变化。

### 😷 急救处理方案

　　如果上述症状持续超过2周，最好就医检查。通过活组织病理检查，确诊肿瘤的分类，制定治疗方法，通过手术切除、放射疗法、冷冻疗法、激光疗法、局部药物物理腐蚀疗法和化学疗法等进行治疗。

## ⊟ 日常照护

1.做好皮肤的清洁卫生，勤洗澡，但避免用过冷或过热的水清洗；保持皮肤干燥，出汗后及时擦干，避免刺激和感染。

2.穿棉质衣服，减少对皮肤的刺激。

3.防止皮肤长时间暴露在太阳或紫外线下，尤其夏季，尽量避免在早上10点到下午4点之间出门；如果外出，要做好防晒，出门前半小时涂上防晒霜，出门时戴遮阳镜、打遮阳伞或戴遮阳帽、穿长袖衣裤。

4.皮肤干燥、瘙痒时，可外用冰片、滑石粉、痱子粉等。

5.如果从事有害工作，一定要做好防护。

6.如果发生了皮肤相关的疾病，比如皮疹、红斑狼疮等，要及时彻底地治疗。

7.保持愉快的心情，有助于病情的稳定和康复。

## ⊟ 饮食调养

1.饮食宜多样化、清淡、易消化，粗细搭配，保证营养丰富。

2.宜食富含维生素A和维生素C的食物，如各种新鲜蔬菜、水果。

3.保证足够的蛋白质摄入量，多吃富含优质蛋白质的食物，如蛋类、牛奶、瘦肉、鱼虾等。

4.多吃些有助于抗癌的食物，如芦笋、蘑菇、黑木耳、海带、海藻等。

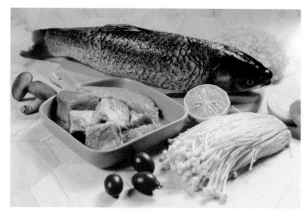

5.不吃变质或肥腻、辛辣、刺激性食物，少吃腌制、熏烤、煎炸、过咸的食物。

6.放化疗期间食欲不振、呕吐的患者宜给予流质、半流质、高热量的食物。

## ⊟ 运动指导

1.术后尽早下床活动。

2.恢复期可根据自身情况逐渐增加运动量，增强体质，提高免疫力。

## 》》晨起眼睑水肿，伴有血尿、蛋白尿、高血压，考虑急性肾小球肾炎

急性肾小球肾炎，简称急性肾炎，是一种主要由链球菌感染后引起的免疫反应性疾病，在小儿和青少年中高发。患者大多先是感染了链球菌，发生上呼吸道感染、猩红热、皮肤感染等常见病，继而引起了肾小球毛细血管的炎性病变。

急性肾炎属于自限性疾病，只要经过恰当及时的治疗，一般都可痊愈。但如果延误了治疗，部分可转为慢性肾炎或肾病综合征，并发心衰、高血压脑病、急性肾功能衰竭，危及生命。所以，了解急性肾炎的典型症状，及早发现身体的"报警信号"非常重要。

### 📻 病症解析

#### ◆前驱症状

大多数患者在发病前有链球菌的前驱感染，以呼吸道、猩红热及皮肤感染为主，出现发热、头痛、颈部淋巴结肿大、咳嗽、食欲不振、恶心、呕吐、乏力等症状。然后，经过1~3周无症状的间歇期后急性起病。

#### ◆典型症状

**1.水肿**：常为此病的初发表现，患者先会发现晨起眼睑、面部有明显水肿，常在2~3天后波及全身；如出现足踝部水肿，用手指按压局部皮肤可出现凹陷，临床上称之为凹陷性水肿；早期水肿在起床活动后可减轻。

**2.血尿**：起病时几乎所有患者都有血尿，约半数患者可有肉眼血尿，可呈鲜红色、洗肉水样、浓茶样或烟灰水样。

**3.蛋白尿**：患者会出现不同程度的蛋白尿，不过蛋白尿需要通过查尿常规才能检查出来，肉眼是看不出来的。

**4.高血压**：患者会出现血压增高，学龄前儿童≥120／80毫米汞柱，学龄儿童≥130／90毫米汞柱，少数患者可出现严重高血压，甚至高血压脑病，表现为：剧烈头痛、呕吐、视力障碍、意识模糊、嗜睡，并可发生阵发性惊厥或癫

痫样发作；血压越高，说明肾实质损害越严重。

**5.肾功能异常：** 水肿明显时，尿量会明显减少，甚至排尿困难，尿量短而少。

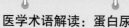

### 医学术语解读：蛋白尿

蛋白尿即尿液中蛋白质含量超过正常水平。由于肾小球的滤过作用和肾小管的重吸收作用，健康人尿中蛋白质的含量很少，尿常规呈阴性。但是，当肾小球发生炎症病变后，滤过作用减弱，血浆中的大分子量蛋白质滤出，又不能被肾小管重吸收，就会进入尿液，形成蛋白尿。另外，蛋白丢失的多少，与病情的轻重不成正比。

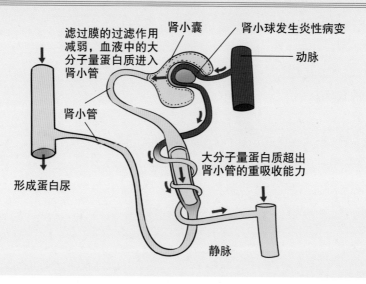

## 🔳 急救处理方案

当疑似急性肾炎时，应立即送医，同时家属要这样做：

1.让患者立即保持安静，平卧休息，避免情绪激动。

2.密切监测心率、血压，若血压过高或上升过快，要警惕高血压脑病，此时应给患者立即口服降压药，首选硝苯地平（5毫克），或者口服卡托普利（12.5毫克），尽快将患者血压降到安全水平。

3.如果患者发生呕吐，要及时清理呕吐物，保持呼吸道通畅，避免误吸。

4.如果患者呼吸困难，可取半卧位或坐位，有条件的给予吸氧。

## 日常照护

1.起病2周内应卧床休息，保持病室安静，注意通风，但应防止感冒。

2.注意气候变化，及时给患者增减衣服，避免受凉。

3.注意个人卫生，勤洗手、洗澡，勤换衣物，尤其是在夏秋季节，要防止蚊虫叮咬及皮肤感染。

4.不憋尿，定时排便，保持大小便通畅，如有便秘，应及时调理。

5.如果发生猩红热、上呼吸道感染、皮肤感染等链球菌感染，须立即采取隔离措施，进行彻底治疗；对于扁桃体炎反复发作的患儿，可考虑行扁桃体摘除术。

6.有外感发热者，如出汗，要及时擦干，保持皮肤清洁和干燥，减少感染。

7.避免服用肾毒性药物。

8.遵医嘱用药，定期复查，监测病情变化，防止复发。

## 饮食调养

1.急性期应予易消化、低盐饮食，每日摄盐量严格控制在3克以下；待患者水肿消退，尿量、血压正常后，每日摄盐量宜控制在6克以下。

2.肾功能正常者不须限制蛋白质摄入量，可选择蛋、牛奶、肉、鱼等富含优质蛋白的食物。

3.氮质血症者或早期肾功能不全的患者，应限制蛋白质的摄入，每日摄入量按体重计算，每天每千克体重摄入优质蛋白质0.5克。一旦好转，则需要早日恢复蛋白质供应。

4.肾功能正常时不必限制饮水，但如果出现明显少尿、无尿的急性肾衰竭者需限制液体摄入量。

5.戒烟酒，忌生冷、辛辣、油腻及发物，如虾、蟹等。

## 运动指导

1.当患者肉眼血尿消失、水肿消退、血压恢复正常后，方可下床进行室内活动或在户外缓慢散步，逐步增加活动量，但3个月内应避免剧烈活动。

2.红细胞沉降率正常后可恢复上学、上班。

3.尿沉渣红细胞绝对计数正常后可恢复正常体力活动。

4.完全康复后，应加强锻炼，增强体质，提高抗病能力。

## >>> 皮肤有瘀点瘀斑，伴鼻出血、牙龈出血等，是血小板减少性紫癜的症状

　　紫癜也是一种皮疹。皮下毛细血管破裂，红细胞渗入到皮肤或皮下后，局部皮肤就呈现出紫色、蓝紫色或紫褐色等变化，这就是紫癜。导致紫癜的原因有很多，比如过敏、凝血功能异常、血小板数量和功能异常或者血管炎症变化等，都可以出现紫癜。血小板减少性紫癜就是其中的一种，是由于各种原因引起的血小板数量减少所致。

　　血小板主要与身体的止血功能有关，当血小板下降到一定程度时就会引起出血，通常是降得越低，越容易出血，最严重时可引起内脏、颅内出血，导致死亡。所以，了解血小板减少性紫癜的发病症状，及时采取措施，就能避免更大的危险。

### 🔲 病症解析

#### ◆ 前驱症状

　　急性型患者在发病前1~3周常有急性病毒感染史，如上呼吸道感染、流行性腮腺炎、水痘、风疹、麻疹、肝炎等。

#### ◆ 典型症状

　　**1.皮肤上出现瘀点、瘀斑**：皮肤上出现针尖大小的紫色圆形斑点，一般不高出皮肤表面，用手指按压不褪色；瘀点的分布大多不对称，可遍及全身，但以四肢及头面部多见；瘀斑直径大于3毫米，形状不规则，呈蓝紫色或紫褐色，不高于皮肤。

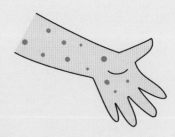

　　**2.伴随症状**：患者常伴有牙龈出血、鼻出血、视网膜出血、消化道出血、女性月经量多、内脏出血，严重者可并发颅内出血，另可有轻度发热、畏寒。

### 🔲 急救处理方案

　　1.保持安静，避免磕碰、刺激皮肤或黏膜上的出血点。

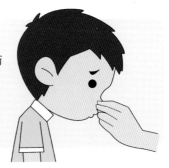

2.流鼻血的患者：保持放松，头稍向前倾15°，让鼻血流出，然后用拇指和食指捏住两侧鼻翼软骨与硬骨交界处5~10分钟，帮助止血。

3.口腔出血：漱口，保持口腔清洁。

4.低热患者可采用物理降温法降温，注意保暖。

## 日常照护

1.急性期或出血量多时，要卧床休息，限制活动，避免跌倒、碰撞等引起外伤。

2.注意安排正常作息时间，避免熬夜、过度疲劳。

3.预防病毒感染，消除慢性炎性病灶，如扁桃体炎、龋齿、鼻窦炎等。

4.避免便秘或用力大便，若大便干结可用开塞露通便，或服用缓泻药。

5.患者的衣服宜宽松、柔软，以免摩擦皮肤，加重紫癜。

6.保持皮肤黏膜清洁干净，切忌搔抓皮肤；定时以复方硼酸溶液漱口。

7.避免使用引起血小板减少或损害血小板功能的药物，如解热镇痛药、磺胺药、奎尼丁等；尽量避免肌注药物、拔牙、扁桃体摘除等手术。

8.育龄女性患者应注意避孕，暂缓妊娠，待治愈后再怀孕。

## 饮食调养

1.饮食宜细软、清淡、有节制，以高蛋白、高维生素为主，细嚼慢咽。

2.戒烟酒，忌食粗硬、油炸、熏烤、辛辣刺激性及粗纤维食物。

3.有消化道出血时，应视情况禁食，或进食流质饮食，宜凉不宜热，待出血情况好转后，可逐步改为少渣半流质、软饭、普食等。

4.忌食海鲜类腥物、发物及高脂肪食物。

5.多吃富含B族维生素和维生素C的食物，如全谷类食物、新鲜蔬果等。

6.多吃些富含铁质的食物，如畜瘦肉、蘑菇、黑木耳、紫菜等。

## 运动指导

1.在出血倾向明显时要尽量减少活动，避免剧烈活动及外伤出血。

2.恢复期可逐步增加活动量，比如散步、家务劳动等。

3.康复后，可以参加相对安全的活动，以增强体质，提高抗病能力，但应避免参加危险性较高的活动，如足球、滑雪、骑马、拳击等。

## >>> 猩红色皮疹，口周苍白圈，草莓舌，伴发热、咽喉痛等，是猩红热的典型症状

猩红热是一种急性呼吸道传染病，是由A组β型溶血性链球菌感染引起的，因皮疹为猩红色并伴有发热而得名，多见于3～8岁儿童，在冬春季节高发，在我国属于乙类传染病。

感染病毒后，通常会潜伏2～5天，然后突然发病，如果能早发现，尽早使用抗生素治疗，通常很快就能痊愈，但如果延误治疗，往往会发生很多严重的并发症。因此，了解本病的发病症状，及时抓住报警信号，尽早采取措施至关重要。

### 📷 病症解析

#### ◆前驱症状

**1.发热：** 患儿在出疹前一天会出现持续发热，体温可到39℃，多伴有头痛、寒战、恶心、呕吐、全身不适等症状，甚至发生惊厥。

**2.咽峡炎：** 患儿咽部、软腭红肿，扁桃体上出现点状或片状的分泌物，软腭上出现米粒大的红色斑疹或出血点；患儿会感觉咽痛，吞咽时更痛。

#### ◆典型症状

**1.猩红色皮疹：** 多在高热24小时之后，全身皮肤充血发红，并出现疹子。

●疹子为针尖大小的猩红色丘疹，疹子高于皮肤表面，密集、均匀，呈点状、弥漫性分布，用手抚摸似有砂纸感，用手按压可暂时消退，常伴有瘙痒。偶尔呈鸡皮样丘疹，严重者可有出血疹。

●皮疹通常从耳后、颈底及上胸部开始，很快就从上至下蔓延至全身，连成片，疹子之间没有正常皮肤。

**2.帕氏线：** 在皮肤皱褶弯曲处，如腋窝、肘窝、腘窝、腹股沟等部位，皮疹密集呈线状，用手压也不能褪色，这样的皮疹处称为"帕氏线"。

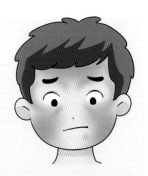

3.**口周苍白圈**：患儿两颊及前额充血潮红，无皮疹或仅有少量点疹，口鼻周围充血不明显，相比之下显得苍白。

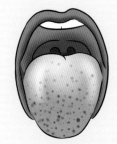

4.**草莓舌**：在出疹初期，患儿舌面上会覆盖着一层灰白色的舌苔，舌乳头充血、突出，看上去像草莓，称为"草莓舌"。

5.**伴随症状**：高热，咽痛，颌下及颈部淋巴结可肿大，有压痛。

## 😷 急救处理方案

当孩子出现以上症状时，应立即送医治疗。在此期间应注意：

1.患儿及家长都应戴好口罩，做好防护，避免传染。

2.高热患儿可以口服对乙酰氨基酚或布洛芬进行退热，避免发生惊厥，如发生惊厥，须按165页的方法处理。

3.呕吐的患儿：要及时清除呕吐物，保持呼吸道通畅。

4.安抚患儿情绪，避免哭闹而加剧咽部肿痛。

5.给患儿补充水分，以糖盐水为佳。

## 🔄 日常照护

1.在患病期间，居家隔离至少7天，痊愈后方可上学。

2.多卧床休息，保证充足的睡眠，以减少身体的消耗和心、肾、关节的负担。

3.房间定时通风换气，保持室内空气新鲜，避免香烟烟雾、油烟等刺激性气体。

4.给患儿剪短指甲，避免抓破皮肤。皮疹发痒时，如果疹子没破，可以涂点炉甘石洗剂来止痒；脱皮时，不要用力搓或撕剥患处。

5.勤洗手，尤其是打喷嚏、咳嗽时用纸巾或肘部遮住口鼻，并及时用正确的方法洗手（六步洗手法，见152～153页）、消毒；家人与患儿接触时要戴口罩，接触后要洗手、消毒。

6.保持皮肤清洁，尤其出汗后要用温水擦洗干净，不要使用香皂或沐浴露。

7.做好口腔护理，较大的患儿饭后、呕吐后或睡醒后，要及时用淡盐水漱口；不会漱口的小患儿，家长可用手指裹纱布或药棉蘸温盐水给其擦拭口腔。

8.积极退热，用物理降温法或退热药物搭配降温。

9.遵医嘱使用阿莫西林（羟氨苄青霉素）治疗，连续用药7～10天，直到症状完全消失、咽部红肿消退才可停药。如果患儿对青霉素过敏，可以服用红霉素。

**急救医生提醒你：** 千万别在患儿体温刚恢复正常时就停服抗生素，一定要足量地用够时间，以避免产生耐药菌而引起更多严重的并发症。

10.出疹期要密切观察患儿有无心慌、气短、脉搏加快甚至呼吸困难等症状，如有异常及时就医。

11.定期复诊，检查咽拭子细菌培养，评估治疗效果及有无并发症的发生。

12.在传染病流行的季节，尽量避免到人多拥挤的场所。

## 🍴 饮食调养

1.急性期宜进食清淡的流质食物，以高热量、高蛋白质为主，如藕粉、牛奶、豆浆、蛋花汤、鸡蛋羹、稀饭等。

2.恢复期应逐渐过渡到半流质饮食，如菜粥、龙须面、鸡肉泥、虾泥、荷包蛋等。

3.病情好转可改为清淡且营养丰富的软饭。

4.多喝白开水、清汤或果汁，补充发热损失的水分。

5.多吃新鲜的水果、蔬菜，补充维生素。

6.忌食过咸、过甜、冷硬、粗糙、肥腻、辛辣刺激性食物，减少对咽喉的刺激。

7.忌食容易过敏的食物及海鲜发物等。

## 🏃 运动指导

1.恢复期可在室内活动，避免剧烈运动。

2.平时督促孩子积极参加锻炼和户外活动，增强体质，提高免疫力和抗病能力。